F. Batmanghelidj

Wassertrinken wirkt Wunder

F. Batmanghelidj

Wassertrinken wirkt Wunder

Erfolgsberichte von chronisch Kranken

VAK Verlags GmbH
Kirchzarten bei Freiburg

Titel der amerikanischen Originalausgabe:
Water cures – drugs kill. How water cured incurable diseases

Erschienen bei: Global Health Solutions, Inc., Vienna, VA (USA)
ISBN 0-9702458-1-5

Bibliografische Information der Deutschen Nationalbibliothek
Die Deutsche Nationalbibliothek verzeichnet diese Publikation in der Deutschen Nationalbibliografie; detaillierte bibliografische Daten sind im Internet über http://dnb.d-nb.de abrufbar.

VAK Verlags GmbH
Eschbachstraße 5
79199 Kirchzarten
Deutschland
www.vakverlag.de

4. Auflage 2021

Bisher erschienen als Paperback unter der ISBN 978-3-935767-38-5 (1.-5. Auflage)
Übersetzung: Ursula Ihle
Lektorat: Norbert Gehlen
Umschlag: Hugo Waschowski
Satz: Röser MEDIA GmbH & Co. KG, Karlsruhe
Druck und Bindung: C. H. Beck, Nördlingen
Printed in Germany
ISBN: 978-3-86731-141-0 (Taschenbuch)
ISBN: 978-3-95484-074-8 (ePub)
ISBN: 978-3-95484-075-5 (Kindle)
ISBN: 978-3-95484-076-2 (PDF)

Inhaltsverzeichnis

Vorbemerkung des Verlags

Die in diesem Buch vorgestellten Informationen und Empfehlungen zur Versorgung des Körpers mit Wasser beruhen auf persönlichen Erfahrungen und auf umfangreichen Untersuchungen des Autors zum Thema.

Der Autor erteilt hier keine individuellen medizinischen Ratschläge, er empfiehlt keine Medikamente und fordert nicht dazu auf, verordnete Medikamente gegen den Rat des behandelnden Arztes abzusetzen – weder direkt noch indirekt. Die Absicht des Autors besteht einzig darin, auf der Grundlage der neuesten Erkenntnisse der Mikroanatomie und der molekularen Physiologie über die Bedeutung des Wassers für die Gesundheit aufzuklären. Er möchte seinen Beitrag dazu leisten, dass die Öffentlichkeit über die gesundheitsschädlichen Wirkungen der chronischen Austrocknung informiert wird.

Dieses Buch ist kein Ersatz für fundierte medizinische Beratung durch einen Arzt. Es ist im Gegenteil sehr erwünscht, dass man mit seinem Arzt über die Aussagen des Buches spricht. Wer die hier gegebenen Empfehlungen anwendet, tut dies in eigener Verantwortung. Man sollte sich dabei genau an die Anweisungen halten. Ernstlich erkrankte Menschen mit einer längeren Krankengeschichte und Patienten in ärztlicher Behandlung, besonders solche mit schweren Nierenerkrankungen, sollten die hier angebotenen Informationen nur unter Aufsicht ihres Arztes anwenden. Verlag und Autor können für die Anwendung der in diesem Buch beschriebenen Verfahrensweisen und Empfehlungen keine Garantie und keine Haftung übernehmen.

In den Erfahrungsberichten amerikanischer Patienten werden Namen von Medikamenten erwähnt; die amerikanischen Bezeichnungen wurden beibehalten, da es im Zusammenhang mit der „Wasserkur" kaum von Bedeutung ist, welche Medikamente es genau waren, die den Betroffenen *nicht* geholfen haben.

Neben dem vorliegenden gibt es fünf weitere Bücher von Dr. Batmanghelidj über die gesundheitliche Bedeutsamkeit des Wassertrinkens:

- *Wasser – die gesunde Lösung*
- *Sie sind nicht krank, Sie sind durstig*
- *Die Wasserkur bei Übergewicht, Depression und Krebs*
- *Wasser hilft*
- *Rückenschmerzen und Arthritis*

Jedes dieser Bücher steht für sich selbst und kann ohne Kenntnis der anderen gelesen werden. Sie haben unterschiedliche Schwerpunkte, kreisen aber alle um das gleiche Thema. Leserinnen und Lesern der früheren Bücher von Dr. Batmanghelidj wird hier daher einiges Bekannte begegnen, da die grundsätzlichen Aussagen zur Wichtigkeit des Wassertrinkens natürlich gleich bleiben.

Weitere Informationen und Erfahrungsberichte aus dem deutschsprachigen Raum sind im Internet unter *www.wassertrinken.de* nachzulesen.

Dieses Buch ist unserem Schöpfer in Ehrfurcht,
Demut, Hingabe und Liebe gewidmet.

* * *

In Erinnerung an meine Mutter Lila.

Sie lehrte mich in meiner Kindheit die moralischen Werte der Wahrheit, der Ehrlichkeit, der Integrität und der Empathie.

F. B.

Teil I

Einleitung

Es gibt eine bahnbrechende medizinische Erkenntnis, die unsere medizinischen Fakultäten und andere Organisationen des Gesundheitswesens der Öffentlichkeit vorenthalten: die Entdeckung, dass unbeabsichtigter chronischer Wassermangel im menschlichen Organismus die vorrangige Ursache für Schmerzen und Krankheiten ist (möglicherweise auch für Krebs). Der Grund, weshalb traditionell vertrauenswürdige Einrichtungen diese wissenschaftliche Erkenntnis ignorieren, ist meiner Ansicht nach der: Es wäre nicht von Vorteil für sie.

Wir haben bis vor kurzem nicht verstanden, dass der menschliche Organismus im Inneren der Körperzellen an Wassermangel leiden kann, obwohl es fast überall reichlich und praktisch kostenlos Wasser gibt. Stellen Sie sich einmal vor: Mehr als einhundert Jahre lang wurde ernsthafte wissenschaftliche Forschung betrieben zu der Frage, aus welchen gelösten Substanzen der Organismus zusammengesetzt ist. Dabei wurden aber die weitreichenden Komplikationen, die Wassermangel im Organismus auslöst, völlig übersehen. Wassermangel tritt ein, wenn gut „bewässerte" Zellen sich in ausgetrocknete Zellen verwandeln, weil sie nicht genug Wasser bekommen; sie ähneln dann saftigen Pflaumen, die zu Dörrpflaumen werden. Dies passiert auch dann, wenn dem Körper wasserentziehende Getränke zugeführt werden, wie sie heute mehr und mehr auf dem Markt sind.

Der nach und nach austrocknende Organismus kann nicht mehr richtig funktionieren und zeigt Wassermangel an – die Symptome dafür bezeichnen wir gewöhnlich als „Krankheiten" oder als „Syndrome" mit unbekannter Ursache. Und seitdem die Struktur des menschlichen Erbgutes, der DNS, identifiziert wurde, geben wir gerne den Genen die Verantwortung für gesundheitliche Probleme. Dabei machen wir uns nicht klar, dass mit dem Austrocknen einer Zelle von innen heraus auch der Kern in dieser Zelle, die DNS, geschädigt wird.

Zweiundzwanzig Jahre Forschung haben mich zu der bahnbrechenden Erkenntnis geführt, die ich in meinen Büchern der Öffentlichkeit mitteile. Anfangs habe ich versucht, die Ärzteschaft dazu zu bewegen, meine Informationen zur Kenntnis zu nehmen und in ihre Behandlungsverfahren einzubeziehen. Mein aufrichtiger Enthusiasmus und meine Hoffnung erwiesen sich als Naivität. Mein Vorschlag – den Wassermangel des Organismus mit Wassertrinken zu behandeln statt mit chemischen Medikamenten – war anscheinend nicht kompliziert genug, um die Patienten zu beeindrucken und den Ärzten zur Ehre zu gereichen. Außerdem würde dieser neue Behandlungsansatz die Krankheiten nicht aufrechterhalten (und damit den Ärzten über einen längeren Zeitraum Geld einbringen). Denn wenn die Patienten wüssten, dass viele ihrer Gesundheitsprobleme auf unzureichende Wasseraufnahme zurückzuführen sind, hätten sie keinen Anlass mehr, erneut zum Arzt zu gehen. Aus diesem Grund haben die an medizinische Einrichtungen gebundenen Ärzte in ihrer Mehrzahl diese bahnbrechende medizinische Erkenntnis nicht anerkannt. Sie haben darauf mit Schweigen reagiert und mich so dazu veranlasst, meine Informationen auf direktem Weg an die Öffentlichkeit zu bringen.

Die Gesellschaft muss vor der derzeit vorherrschenden (ich schreibe dies im Jahr 2003) *Missachtung* derjenigen Symptome des menschlichen Organismus, die auf anhaltende Austrocknung hinweisen, gewarnt werden. In den aktuellen diagnostischen Verfahren, die die festen Bestandteile des Blutes messen, wird dieser Wassermangel innerhalb der Zellen nicht berücksichtigt. Die Blutbildung ist so angelegt, dass das Blut *immer dieselbe* Zusammensetzung hat, selbst wenn *andere* Gewebe einen Teil ihrer Reserven opfern müssen, um dies zu erreichen. Wenn von *außerhalb* des Körpers, das heißt durch Trinken, nicht genügend Nachschub kommt, wird Wasser aus weniger aktiven Körperzonen abgezogen und dazu eingesetzt, die Konsistenz des Blutes aufrechtzuerhalten.

Werden die nach und nach austrocknenden Zellen in den betroffenen Bereichen des Organismus ineffizient und verursacht dies Symptome, die auf Wassermangel hindeuten, so spricht die moderne Medizin von „Krankheiten". Dafür hat sie Behandlungsmethoden erfunden, die auf giftigen Chemikalien beruhen, anstatt die physiologischen *Ursachen* für diesen Mangel an Wohlbefinden als Folgen von Wassermangel zu identifizieren. Es ist schon schlimm genug, wenn der Körper unter Austrocknung zu leiden hat – oft wird er dann von der modernen Medizin auch noch mit giftigen Chemikalien überlastet.

Meiner Auffassung nach geht es hier in erster Linie um Geld. Dieser finanziell einträgliche Umgang mit Beschwerden, die durch Wassermangel verursacht sind, hat im letzten Jahrhundert das Wachstum des „Krankheitswesens" finanziert („Gesundheitswesen" kann man das nicht nennen). Dieses gedeiht mit Hilfe von Menschen, die zwar frei von Symptomen sind, aber krank bleiben: Sie verwenden chemische Substanzen, um die zahlreichen Schreie ihres Körpers nach Wasser zu unterdrücken. Auch aus diesem Grunde wird die Gesellschaft meiner Ansicht nach von horrenden Krankheitskosten erdrückt, die bei uns in den USA zum Beispiel jährlich um 12 Prozent steigen.

Versicherungsgesellschaften erhöhen ständig ihre Beiträge, während sie gleichzeitig Einschnitte bei den Versicherungsleistungen machen. Es ist kein Wunder, dass es in den USA derzeit 40 Millionen Menschen ohne Krankenversicherung gibt – und das im Land des Überflusses, das auch ein Land schamloser selbstsüchtiger Maßlosigkeiten ist. (Ich erinnere an die Presseberichte über Vorstandsvorsitzende, die sich jahrein, jahraus Millionen in die eigenen Taschen zahlten, obwohl ihre Unternehmen um das Überleben kämpfen mussten.)

Das „Krankheitswesen" macht da keine Ausnahme, mit dem Unterschied, dass hier die Öffentlichkeit zahlen *muss*, egal was gefordert wird. Keiner *muss* einen Wagen kaufen, der zu teuer ist, aber wir sind gezwungen, die hohen Beiträge für Dienstleistungen im Gesundheitswesen zu zahlen – so unvernünftig es auch sein mag. Die *gute* Nachricht, die ich mitteilen kann, ist die wissenschaftliche Tatsache, dass die gründlich erforschte Gesundheitsinformation, die in einem Glas Wasser enthalten ist, diesen Trend umkehren wird. Einer nach dem anderen werden die Menschen Wasser als grundlegendes Heilmittel für die meisten ihrer Gesundheitsprobleme erkennen.

* * *

In einer Fachzeitschrift für Magen-Darm-Erkrankungen (*Journal of Clinical Gastroenterology*) wurde im Juni 1983 mein Bericht darüber veröffentlicht, wie ich insgesamt mehr als dreitausend Menschen, die an Magengeschwüren litten, mit nichts anderem als mit einfachem Leitungswasser heilen konnte. Aus dieser Erfahrung lernte ich, dass die von mir behandelten Menschen alle Durst hatten; ich deckte das Phänomen auf, dass „Schmerzen" im Organismus oft einfach nur Zeichen für Durst sind (die man aber gerne als Krankheitssymptome bezeichnet).

Die *New York Times* berichtete in ihrem Wissenschaftsteil ebenfalls darüber und dieser Artikel wurde auch in einer großen Anzahl anderer

Zeitungen gleichzeitig veröffentlicht. Seitdem sind zwanzig Jahre vergangen, aber man behandelt Sodbrennen immer noch mit starken Antihistaminika oder Antazida (Arzneimittel gegen allergische Reaktionen oder Magensäure bindende Arzneimittel). Der Grund dafür ist, dass sich kein Geld machen lässt, wenn man einem Patienten mit Schmerzen nur das Wassertrinken verordnet: Wasser könnte die durch Wassermangel verursachten Schmerzen *heilen*, aber Medikamente machen den Patienten zu einem Goldesel für das „Krankheitswesen". Das klingt vielleicht zynisch, aber ich habe gute Gründe anzunehmen, dass dies die vorherrschende Denkweise ist.

Ich habe mich daran gemacht, den wissenschaftlichen Beweis für meine Entdeckung zu erbringen, dass Schmerzen Zeichen für Wassermangel im Organismus sind. Ich habe mich gefragt, warum die Pharmaindustrie darauf bestand, Magengeschwüre mit sehr starken Antihistaminika zu behandeln. Ich ging der Frage nach, welche Beziehung zwischen Histamin und Schmerzen besteht.

Ich forschte zu diesem Thema an der Universität von Philadelphia, an der ich dank Professor Michael Litt den Status eines Gaststipendiaten erhielt. Eines der Interessengebiete von Professor Litt war die Struktur von Schleim. Als er von meiner Forschung über Schmerzen und Wasser hörte, begriff er plötzlich den Sinn, der hinter der Struktur von Schleim steckt. Schleim besteht aus 2 Prozent festem Stützgerüst und 98 Prozent Wasser, das in den Maschen des Stützgerüsts eingeschlossen ist und zurückgehalten wird. Er begriff, dass die biologische Funktion hinter dem Aufbau von Schleim die einer Feuchtigkeitsschicht ist, die die der Luft ausgesetzten Schleimhäute vor Austrocknung schützt. Bis dahin hatten sich alle Spezialisten für Schleim auf die 2 Prozent fester Bestandteile im Schleim konzentriert und vergessen, sich nach der Bedeutung des in dieser Struktur eingeschlossenen Wassers zu fragen.

Zunächst verbrachte ich vier Jahre damit, manchmal bis zu achtzehn Stunden täglich wissenschaftliche Artikel sowie Kongressberichte über Neurotransmitter oder Bücher über Biophysik zu lesen, um die Beziehung zwischen Wasser und Leben zu verstehen. Ich war davon überzeugt, dass sich die Antworten nur in diesen Veröffentlichungen finden ließen, nicht aber in den medizinischen Fachzeitschriften. Und ich sollte Recht behalten.

Ich stellte einen schwerwiegenden Fehler im medizinischen Verständnis des menschlichen Organismus fest: Es sind nicht die *festen* Bestandteile, die sämtliche Funktionen des Organismus regulieren; es ist vielmehr das Wasser, das all die festen Bestandteile, die im Blut zirkulieren, auflöst und die Energie für die chemischen Reaktionen sämtlicher Funktionen des Organismus stellt. Kurz gefasst ist Wasser der wesentliche Regulator. Alles andere ist ihm untergeordnet. Instinktiv wussten wir dies bereits, aber den in der Medizin Tätigen erzählt man etwas anderes.

Unser medizinisches Wissen stützt sich auf falsche Annahmen über Wasser. Das ist der Grund dafür, dass wir ein „Krankheitswesen" und kein der Krankheit vorbeugendes Gesundheitswesen haben. Ein solches Gesundheitswesen kann nur durch wissenschaftliche Forschung im Bereich der Physiologie entstehen und nicht dadurch, dass dem Organismus giftige chemische Substanzen verabreicht werden.

Im September 1987 hielt ich den Eröffnungsvortrag bei einer internationalen Konferenz über Krebs. In diesem Vortrag erklärte ich, warum Schmerzen einer der zahlreichen Schreie des Organismus nach Wasser sind und warum die hauptsächliche Ursache für Schmerzen und Krankheiten unbeabsichtigter chronischer Wassermangel ist. Mein Artikel *Pain: A Need for Paradigm Change* [auf Deutsch etwa: *Schmerz: Warum ein neuer Ansatz notwendig ist*) wurde in der September/Oktober-Ausgabe 1987 des *Journal of Anticancer Research* veröffentlicht. Das *Journal of Anticancer Research* ist eine angesehene und viel gelesene Fachzeitschrift auf dem Gebiet der Krebsforschung. Ich wurde gebeten, meinen Vortrag zu halten, nachdem meine wissenschaftliche Begründung für den neuen Ansatz von dem damaligen Leiter der Abteilung für Tumorbiologie an der Universität London einer fachlichen Beurteilung unterzogen worden war. Es wurde eine Konferenz einberufen, um anderen Krebsforschern diese neuen Informationen vorzustellen.

Das wissenschaftliche Sekretariat der 3. interdisziplinären Konferenz über Entzündungen erfuhr von meinen Erkenntnissen zu Histamin als Neurotransmitter, der für die Wasserregulierung im menschlichen Organismus zuständig ist. Ich wurde eingeladen, meine Ansichten 1989 auf der Konferenz in Monte Carlo vorzustellen. Es folgt die Kurzfassung meines Vortrags, aus der hervorgeht, warum

Wasser ein besseres natürliches Antihistaminikum ist als alles, was die Pharmaindustrie zu bieten hat.

Der Neurotransmitter Histamin: Eine neue Sichtweise

Von Dr. med. F. Batmanghelidj (*Foundation For The Simple in Medicine*)

Kurzfassung: Fortschritte in der Histaminforschung zeigen, dass Histamin ein Neurotransmitter, Neuromodulator und Osmoregulator des menschlichen Organismus ist. Das Durstgefühl ist ein unzuverlässiger Indikator für den Zustand eines chronischen Wassermangels in den Zellen des menschlichen Organismus ist. (Das Verhältnis von extrazellulärem zu intrazellulärem Wassergehalt des Organismus verschiebt sich in der Lebensphase zwischen zwanzig und siebzig Jahren nachweislich von 0,8 auf fast 1,1.) Demgegenüber hat sich die große Bedeutung von Histamin für die wesentlichen Funktionen der Osmoregulation und der Entstehung des Durstgefühls im Organismus erwiesen. Histamin spielt beim Auslösen des zellulären Kationenaustauschs eine Rolle, der offensichtlich zum Austausch von Wasser im Zellstoffwechsel hinzukommt. Darüber hinaus ist Histamin ein Modulator der Funktion der Lymphozyten, deren Funktionen durch die H1- und H2-Aktivierung verschiedener Untergruppen von Lymphozyten mit einer nicht zufälligen Verteilung von Histaminrezeptoren integriert werden. Der Anstoß von Histamin zur Regulierung des Wassergehalts des Organismus und der Wasseraufnahme führt zum Freisetzen von Vasopressin, das wiederum durch die einem Duschkopf ähnliche Clusterperforation von 2 Angström, die einen Eintritt von einem Wassermolekül nach dem anderen in einer Richtung durch die Membran erlaubt, einen gesteigerten Wasserzufluss durch die Zellmembran hindurch ermöglicht. Diese Funktion hat eine besondere Bedeutung für die Aufrechterhaltung des auf die Mikrotubuli gerichteten Mikrostroms geringer Viskosität des axonalen Transportsystems. Außerdem scheint Vasopressin in gleich bleibenden Konzentrationen wie ein die Kortisonfreisetzung modulierender Faktor zu wirken. Bei der allgemeinen Inhibition der Funktionen des Immunsystems kann die Sekretion von ACTH eine Rolle spielen, während Histamin möglicherweise in die Modulation der neuroendokrinen Systeme eingreift, und zwar wahrscheinlich dann, wenn der Feedbackmechanismus von ACTH unterbrochen ist. Neben Sauerstoff ist Wasser die für das

Überleben des Organismus wichtigste Einzelsubstanz, wobei Mundtrockenheit nicht das einzige Anzeichen für einen Mangel an „freiem Wasser" im Organismus ist; vielmehr sollten auch Symptome, die zu einer übermäßigen histaminergen Aktivität führen (wie etwa chronische Schmerzen) ebenfalls als Indikatoren für einen unausgeglichenen Wasserhaushalt betrachtet werden. Die primäre physiologische Antriebskraft der histaminergen Neurotransmission, der serotonergen Neurotransmission (ein weiteres System, das bei der Wasserregulierung im Organismus und der Veränderung der Schmerzschwelle eine Rolle spielt) und von Angiotensin II zur Wasseraufnahme müssen anerkannt sowie vor und während der Beurteilung der klinischen Anwendung von Antihistaminika in Behandlungsverfahren berücksichtigt werden, vor allem deshalb, weil eine erhöhte Wasseraufnahme der einzige natürliche Prozess der Regulierung und Inhibition einer übermäßigen Produktion und Freisetzung von Histamin sein könnte. Die längere Verabreichung von Antihistaminika bei Magen-Darm- und psychiatrischen Erkrankungen, saisonalen Allergien, als Analgetika oder Antiphlogistika ohne eine strikte Beachtung der die Wasseraufnahme regulierenden Funktionen von Histamin – zu denen auch die Maskierung von Anzeichen des Wassermangels gehört – könnte schließlich die Ursache der Regulierung nach unten von Zellmembranrezeptoren sein sowie Integration und Gleichgewicht stören. Wahrscheinlich verschiebt sie auch die Funktion des Immunsystems in die dominierende Gegenrichtung und könnte damit für die Entstehung neuer und anhaltender physiologischer Steady-state-Situationen verantwortlich sein, die mit einem umfassenden und anhaltenden Wohlbefinden des Patienten unvereinbar sind.

Schlüsselbegriffe: Histamin, Schmerzen, Entzündung, Immunmodulation, Durst, Wasser

Quelle: Kurzfassungsband der 3. interdisziplinären wissenschaftlichen Konferenz über Entzündung, Antirheumatika, Analgetika, Immunmodulatoren, Monte Carlo (Fürstentum Monaco), 15.–18. März 1989 (Seite 37)

* * *

Wenn wir Histamin in seiner Rolle bei der Regulierung des Wasserhaushalts im Organismus betrachten, wird sich die gesamte Struktur der Medizin ändern und menschenfreundlich werden und die Physiologie wird den ihr gebührenden Platz einnehmen. Derzeit stellt die Medizinindustrie Histamin fälschlich als eine schädliche Substanz dar und stellt chemische Substanzen her, die Histamin beeinflussen und seine Wirkung blockieren. Sämtliche Medikamente, die als Schmerzmittel, Antiallergika, Antidepressiva und Tranquilizer eingesetzt werden, sind direkt oder indirekt sehr starke Antihistaminika. Dabei ist Wasser ein viel besseres Antihistaminikum als all diese Medikamente zusammen. Die Medizinindustrie kann gar nicht genug Forschung zu Histamin betreiben, um ihre Medikamente herzustellen – ohne die natürliche Rolle von Histamin im Organismus zu verstehen. Die Pharmaindustrie besitzt meines Wissens nicht ein einziges Medikament, das mit Wasser als natürlichem Antihistaminikum konkurrieren kann. Sämtliche Medikamente haben gravierende Nebenwirkungen, Wasser nicht. Gleichzeitig erfüllt es seine normalen Aufgaben – die die unterschiedlichen Wirkungsweisen von Histamin zeitweise zu imitieren versuchen, bis dem Organismus wieder mehr Wasser zugeführt wird.

Vielleicht wird damit erkennbar, warum ich in meinem Fachgebiet ein weltweit anerkannter Forscher bin. Meine Erkenntnisse werden zwingend dazu führen, dass die zukünftige medizinische Forschung die Disziplin der Physiologie einbeziehen muss. Man wird dann verstehen, dass sämtliche Gesundheitsprobleme als „Mangelerkrankungen" betrachtet werden müssen. Wasser wird ganz oben auf der Liste der Elemente stehen, die untersucht werden müssen. Sobald feststeht, welches Element in unzureichenden Mengen vorliegt und so das Gesundheitsproblem verursacht, braucht man nichts anderes zu tun, als den Mangel zu korrigieren. Glücklicherweise sind sämtliche Elemente, die der Organismus braucht, in den verschiedenen natürlicherweise vorkommenden Nahrungsmitteln enthalten. Deshalb sollte Nahrung letztlich als Medizin betrachtet werden, die eine bessere Gesundheit gewährleistet, vorausgesetzt, dass man sehr genau darauf achtet, was man isst.

Doppelblind-Studien mit zufällig ausgewählten Testpersonen eignen sich ausschließlich für giftige Chemikalien und nicht für die Erforschung von Mangelerkrankungen. Diese Forschungsmethoden sind ein Hindernis für die Forschung im Bereich der Physiologie oder

der Ernährung. Der von mir vorgeschlagene Ansatz wird zu einem besseren Verständnis davon führen, wie man Erkrankungen vorbeugen kann. Es ist offensichtlich, dass sich alle durch Wassermangel verursachten Erkrankungen heilen lassen, ohne dass man den Patienten schadet.

Eine Studie zu Wasser als natürliches Heilmittel lässt sich nicht „doppelblind" durchführen. Womit ließe sich Wasser wohl vergleichen? In jedem Fall äußert sich Wassermangel nicht in einem einzigen Symptom, sondern in einer Reihe gleichzeitig auftretender Probleme, die sich bei Verfügbarkeit von ausreichend Wasser zurückbilden. Die Lektüre der Briefe in diesem Buch wird verdeutlichen, was ich meine. Jedenfalls lässt sich der Ansatz der Pharmaindustrie in keiner Weise auf die Forschung zur Beurteilung von Wasser als natürliches Heilmittel anwenden. Sämtliche gegensätzlichen Behauptungen können die Anwendung von Wasser als wirksamstem natürlichem Heilmittel nur hinauszögern, zum Leidwesen der Öffentlichkeit und zur Erbauung der Pharmakonzerne. Die Pharmakonzerne können weitermachen und die Öffentlichkeit noch etwas länger mittels Werbung zum Konsum ihrer Produkte animieren.

Ich befinde mich in einer fortdauernden Auseinandersetzung mit der Ärzteschaft, einer Auseinandersetzung für eine einfache Änderung des Blickwinkels, die das gesamte System der medizinischen Ausbildung auf die höchste Stufe des Verständnisses des menschlichen Organismus katapultieren könnte. Zur Verdeutlichung dieser Auseinandersetzung möchte ich zwei Beispiele meiner Bemühungen hier vorstellen. Bei dem ersten Beispiel handelt es sich um meinen Brief an einen aufsteigenden „Stern" der *Harvard University.* Im zweiten Beispiel zitiere ich kritische Zeitungsartikel, die ich auch schon in einem Beitrag über die Pharmaindustrie auf meiner Homepage wiedergab.

Dem Wassermangel vorbeugen, um Krankheiten vorzubeugen

E-Mail an Dr. Eisenberg, gesendet: Samstag, 30. November 2002

Betreff: Ihr Artikel „Die Wissenschaft der alternativen Medizin" in *Newsweek* vom 30.11.2002

Sehr geehrter Herr Dr. Eisenberg!

„Eine neue wissenschaftliche Wahrheit wird normalerweise nicht so vorgestellt, dass sie ihre Gegner überzeugt. Es ist eher so, dass diese Gegner aussterben und eine heranwachsende Generation von Anfang an mit der Wahrheit aufwächst." Max Planck

Vor zwanzig Jahren begann ich Magengeschwüre mit Wasser zu behandeln. Im Laufe von zwei Jahren und sieben Monaten behandelte ich erfolgreich mehr als 3000 Fälle. Aus dieser Erfahrung lernte ich, dass die betreffenden Menschen in Wirklichkeit Durst hatten und dass wir Mediziner eine Ausdrucksform von Durst im menschlichen Organismus als Krankheit abgestempelt hatten. Zu dieser Schlussfolgerung kam ich auch deshalb, weil eine Reihe anderer Erkrankungen ebenfalls auf erhöhte Wasseraufnahme ansprach.

Mein Bericht über den Behandlungsprozess wurde im Juni 1983 als Leitartikel des *Journal of Clinical Gastroenterology* veröffentlicht. Anschließend machte ich mich daran zu beweisen, warum diese Menschen einfach nur durstig waren. Im September 1987 hielt ich bei einer internationalen Krebs-Konferenz einen Gastvortrag und erklärte den Ansatz der „Regulierung über gelöste Stoffe" für überholt. Ich erklärte, dass die physiologischen Funktionen des Organismus in Wirklichkeit über das „Lösungsmittel" (Wasser) reguliert werden. Ich erklärte weiter, dass Schmerzen und degenerative Erkrankungen (einschließlich Krebs) oft auf „unbeabsichtigten chronischen Wassermangel" zurückgeführt werden könnten und dass all diese Erkrankungen Ergebnisse einer „Systemstörung" (aufgrund des Fehlens von Wasser) seien. Als Beweis für meine Auffassung zeigte ich, dass Histamin tatsächlich ein Neurotransmitter ist, der für die Wasserregulierung und die Programme des Organismus zur Bewältigung von Austrocknung zuständig ist.

Mein Vortrag wurde in der Ausgabe September/Oktober 1987 des *Journal of Anticancer Research* veröffentlicht.

1989 lud mich das wissenschaftliche Sekretariat der 3. interdisziplinären Konferenz über Entzündungen ein, meine Erkenntnisse zum Thema Histamin vorzustellen. Die Kurzfassung meines Vortrags sowie zahlreiche andere Beiträge zum Thema Molekularphysiologie und -pathologie von Wassermangel sind im Internet auf meiner Homepage www.watercure.com zu finden.

Es sieht nicht nur so aus, als ob meine Forschung die primäre Ursache von Schmerzen und degenerativen Erkrankungen ans Licht gebracht hätte, sondern es ist auch klar geworden, auf welche unkomplizierte Weise letztere sich vermeiden lassen: Dem Wassermangel vorbeugen, um Krankheiten vorzubeugen!

Ich habe mir erlaubt, mein Widerlegungsschreiben an Dr. Valtin von der medizinischen Fakultät des *Dartmouth College* beizufügen, um Ihnen zu zeigen, wie sehr das ärztliche Denken stagniert und wie sehr dies der Öffentlichkeit schadet. [Das genannte Schreiben ist abgedruckt in F. Batmanghelidj: *Sie sind nicht krank, Sie sind durstig!*, Kirchzarten: VAK, 2003, S. 196 ff. Anm. d. Verlags]

Wenn Sie das starke Wachstum der „Wasserindustrie“ in den letzten zehn Jahren bedenken, werden Sie feststellen, dass die Informationen, die ich in meinen Büchern, in meinen Artikeln und in Radiointerviews vorstelle, bereits einen Einfluss auf die Öffentlichkeit und deren Wunsch nach bleibender Gesundheit hatten. In einigen weiterführenden Schulen dienen meine Bücher als Lehrbücher. In Kalifornien wurden Sprudelautomaten auf allgemeinen Beschluss aus den Schulen verbannt. Die heranwachsende Generation der Amerikaner wird mit der Information groß, dass man dem Durst vorbeugen soll. Wenn medizinische Fakultäten wie Harvard so bedeutend bleiben möchten, wie sie derzeit sind, müssen sie sich in der Erforschung des „Lösungsmittels“ engagieren; Sie in Ihrer Position haben hervorragende Möglichkeiten, sich mit diesem Thema zu befassen. Es wäre sträflich, diese Gelegenheit nicht wahrzunehmen. Ich weiß, dass Sie sehr von der chinesischen Medizin beeindruckt sind, aber sagen Sie mir bitte, wie viele Menschen würden denn zu einem Akupunkteur gehen, wenn sie wüssten, dass sie Schmerzen durch das Trinken von Wasser verhindern können?

Mit freundlichen Grüßen
Dr. med. F. Batmanghelidj

* * *

Es verwundert nicht, dass ich von Dr. Eisenberg, dem ich diesen wissenschaftlichen Diskussionsbeitrag schickte, keine Antwort erhielt. Er reagierte mit Schweigen, wie all die anderen, die das Ausmaß des lebenslangen Irrtums, das sich vor ihnen auftut, bestürzt. Ich weiß, wie sie sich fühlen. Sie fühlen sich auf einmal nackt. Sie blicken auf ihr jahrelanges Auswendiglernen von „wissenschaftlichem Jargon", auf all die statistischen Analysen zur Rechtfertigung ihrer Behandlungsmethoden mit toxischen Chemikalien oder invasiven Verfahren, und auf einmal wird die Legitimationsbasis alles dessen für überholt erklärt. Es wird ihnen klar, dass alles, was sie aufgebaut haben, bald einfach weggewischt werden wird, wie durch einen Wirbelsturm, der allmählich heranzieht und bald ihr hoch dekoriertes Haus erreicht haben wird. Diese Rolle des Wirbelsturms wird die Öffentlichkeit übernehmen, und zwar mit einer ganzen Menge an Verärgerung über all das, was die konventionelle Medizin bisher angerichtet hat.

Was die Pharmaindustrie anrichtet

Auszüge aus Zeitungsberichten

***The Washington Post*, 15.4.1998**

„Regulär verordnete Medikamente fordern hohen Tribut. Millionen Menschen von toxischen Reaktionen betroffen“

Von Rick Weiss, Redakteur bei der *Washington Post*

Mehr als 2 Millionen Amerikaner werden jedes Jahr in Folge toxischer Reaktionen auf regulär verordnete und richtig eingenommene Medikamente schwer krank und 106.000 Menschen sterben an diesen Reaktionen, wie aus einer neuen Studie hervorgeht. Diese erstaunliche hohe Anzahl macht Arzneimittelnebenwirkungen mindestens zur sechsthäufigsten, wenn nicht vielleicht sogar zur vierthäufigsten Todesursache in diesem Land.“

Weiter heißt es in diesem Artikel:

„Diese Analyse, die die größte und vollständigste ihrer Art darstellt, lässt darauf schließen, dass jeder 15. Patient in den US-amerikanischen Krankenhäusern mit schweren Nebenwirkungen durch verschreibungspflichtige oder nicht verschreibungspflichtige Arzneimittel rechnen muss, und 5% dieser Patienten in Folge solcher Nebenwirkungen sterben werden

Wenn diese Ergebnisse zutreffen, liegt die Anzahl der Menschen, die jährlich an Arzneimittelnebenwirkungen sterben, direkt hinter der Anzahl der Menschen, die an Herzerkrankungen, Krebs und Schlaganfall sterben, und ist höher als die Anzahl derer, die an Lungenerkrankungen, Lungenentzündung oder Diabetes sterben.

Fachleuten zufolge ist die Aussagekraft der Studie, die heute im Journal of the American Medical Association [amerikanisches Ärzteblatt] veröffentlicht wurde, stärker als die früherer Studien, da nur Fälle mit einer korrekten Einnahme der Arzneimittel berücksichtigt wurden.“

In der ***Washington Post* vom 7. Mai 2002** wird noch ein weiterer Trick der Pharmaindustrie aufgedeckt. In seinem Beitrag mit dem Titel „Es ist schwer, eine Zuckerpille gegen Depression zu schlagen: Placebo hellt die Stimmung auf und verändert die Chemie des Gehirns bei der Mehrheit der Studien zu Antidepressiva" schreibt Shamkar Vedantam, Redakteur bei der *Washington Post:*

Nach Tausenden von Studien, Hundertmillionen von Verordnungen und Zehnmilliarden von Dollar Umsatz stehen zwei Dinge über Pillen gegen Depression fest: Antidepressiva wie Prozac, Paxil und Zoloft wirken. Und Zuckerpillen auch.

„Eine neue Analyse ergab, dass in der Mehrheit der Studien, die die Pharmaunternehmen in den letzten Jahren durchgeführt haben, Zuckerpillen genau so gut abschnitten – oder sogar besser – als Antidepressiva. Die Unternehmen mussten zahlreiche Studien durchführen, um zwei Studien mit positiven Ergebnissen zu erhalten – die Mindestanforderung der Food and Drug Administration für die Zulassung eines Arzneimittels."

Der Artikel ist ausführlich und berichtet von Forschung, bei der sich herausstellte, dass Placebo mindestens 5 % wirksamer war als die in der Studie untersuchten Arzneimittel. Da ich bereits gezeigt habe, dass die positive Wirkung von Placebo auf das Wasser zurückzuführen ist, das getrunken wird, um die Arzneimittel zu schlucken, und da man, wenn man schon einmal Wasser trinkt, möglicherweise mehr trinkt als das unbedingte Mindestmaß, um die Tablette zu schlucken, erscheint die antidepressive Wirkung von Zuckerpillen weniger überraschend als es auf den ersten Blick erscheint.

Beschwerden und Krankheiten, die durch Wassermangel verursacht werden können

Anhaltender unbeabsichtigter Wassermangel hat im Laufe der Zeit schädliche Auswirkungen. Geht man die im Folgenden aufgeführten Probleme rechtzeitig an, so kann man sie lindern oder sogar heilen, wie aus den Briefen im Hauptteil dieses Buches hervorgeht.

Der menschliche Organismus drückt Wassermangel auf vier verschiedene Arten aus: durch körperliche *Empfindungen*; durch interne *Notprogramme*, mit denen er sich Ausgleich zu verschaffen versucht;

durch *Alarmzeichen* und schließlich durch ernste *Komplikationen* in Folge anhaltenden Wassermangels.

Zu den *körperlichen Empfindungen* gehören: Müdigkeit, die nicht in Folge von Anstrengung auftritt, beispielsweise die morgendliche Unlust aufzustehen; ferner Ängstlichkeit, Unruhe, Gereiztheit, Depression, Schlafstörungen, heftiges Verlangen nach Limonade, Alkohol oder gar harten Drogen – das sind einige Ausdrucksmöglichkeiten des Gehirns, wenn es unter Problemen mit dem Wasserhaushalt leidet.

Notprogramme zum Ausgleichen der Austrocknung und zum Ressourcenmanagement sind: Verstopfung, Allergien, Asthma, Hypertonie (Bluthochdruck), Diabetes Typ 2 und Autoimmunerkrankungen.

Die *Alarmzeichen* oder die erst seit kurzem bekannten regionalen Durstsignale sind: Sodbrennen, rheumatische Gelenkschmerzen, Rückenschmerzen, Kolitisschmerzen, Fibromyalgien und Schmerzen bei Angina pectoris.

Die möglichen *Komplikationen* aufgrund eines anhaltenden Wassermangels sind sehr zahlreich und umfassen unter anderem: Fettsucht, Hämorrhoiden, Cholesterinablagerungen sowie arterielle Gefäßkrankheiten, auch Diabetes Typ 1 und schwere neurologische Erkrankungen wie Alzheimer, Parkinson, Multiple Sklerose, Neuritis (Nervenentzündung) sowie Phlebitis (Venenentzündung), Lymphome, Krebs und viele andere.

Traditionell hat die Medizin den menschlichen Organismus in zahlreiche über- und untergeordnete Fachgebiete aufgeteilt, je nach der Art und Weise der Organe, ihren jeweiligen Wassermangel auszudrücken. Jedes dieser Fachgebiete hat seine eigenen Untersuchungsrituale. Die Pharmaindustrie ist den Ärzten entgegengekommen und hat Arzneimittel entwickelt, die in deren spezifischem Fachgebiet eingesetzt werden können. Deshalb muss der Patient *verschiedene* Fachärzte für die jeweiligen organspezifischen Symptome aufsuchen, wenn sich der Wassermangel in mehr als einem Organ oder Bereich des Organismus bemerkbar macht. Und deshalb werden bei ein und demselben Menschen für dieselbe zugrundeliegende Ursache – nämlich Wassermangel – so viele verschiedene Tabletten und Behandlungsverfahren verordnet. Ich hoffe, das vorliegende Buch wird etwas Licht in dieses Dunkel der Verwirrung bringen. Die in diesem Buch veröffentlichten Erfahrungsberichte von Patienten zeigen, wie sich allein aufgrund vermehrten Wassertrinkens viele Beschwerden und Krankheiten zurückbilden können. Einige dieser Probleme möchte ich hier kurz erläutern, um das Verständnis der anschließenden Erfahrungsberichte zu erleichtern.

Angina pectoris

Im Stadium leichterer Beschwerden: Angina pectoris ist ein Zeichen für Wassermangel im Herz-Lungen-Bereich. Sie sollte mit erhöhter Wasserzufuhr behandelt werden, bis der Patient schmerzfrei ist und keine Arzneimittel mehr braucht. Es empfiehlt sich eine sorgfältige ärztliche Überwachung. Wasser ist das natürliche Heilmittel bei Angina pectoris.

Im Stadium ernster Erkrankung: Ist der Wassermangel so stark, dass die Herzmuskeln regelrecht nach Wasser schreien, kann dies zu tödlichen Herzproblemen führen, etwa zu Herzanfällen, Embolien, Schlaganfällen, Hypertonie, Herzinsuffizienz oder zu Nierenerkrankungen, Ödemen und vielem mehr.

Asthma

Im Stadium leichterer Beschwerden: Asthma sowie Allergien sind durch Wassermangel im Organismus verursachte Komplikationen. (Asthma haben rund 17 Millionen Kinder, von denen jährlich mehrere Tausend sterben. An Allergien leiden 50 Millionen Menschen.) Die Kurzatmigkeit bei Asthma entsteht durch ein Wasserrationierungsprogramm des Organismus, das durch Histamin geregelt wird. Bei Asthma ist der freie Luftstrom behindert, so dass Wasser den Körper nicht in Form von Dampf verlassen kann – der typische weiße Atemhauch im Winter. (Innerhalb von 24 Stunden verlieren wir ungefähr ein Viertel der ausgeschiedenen Wassermenge über die Lungen.) Erhöhte Wasserzufuhr kann einigen Asthmaanfällen vorbeugen. Jede Zelle der Atemwege wird dadurch besser mit Wasser versorgt und das hilft bei der Kontraktion (Oberflächenspannung des Wassers), die Luft bei jeder Ausatmung auszustoßen. Außerdem müssen Asthmatiker mehr Salz zu sich nehmen, um die Schleimpfropfen in den Atemwegen aufzubrechen, die den freien Luftstrom in die und aus den

Lungenbläschen behindern. Darüber hinaus brauchen sie auch Mineraliensupplemente, wie beispielsweise Calcium, Magnesium, Kalium, Zink und Selen. Dies sind die intrazellulären Mineralien, die Wasser im Inneren der Zellen zurückhalten. Bei Wassermangel fehlt es dem Organismus auch an diesen Mineralien.

Im Stadium ernster Erkrankung: Werden Asthma und Allergien nicht als Zeichen für Wassermangel im Organismus erkannt, bedeutet das für Tausende von Kindern jährlich das Todesurteil. Aber es führt auch bei den „Überlebenden“ zu nicht mehr rückgängig zu machenden genetischen Schäden. Man stelle sich einmal vor, dass nach einem Bericht in der Tageszeitung New York Times vom 9. April 2003 ein Viertel aller Kinder im New Yorker Bezirk Harlem an Asthma leidet!

Bluthochdruck (Hypertonie)

Im Stadium leichterer Beschwerden: Hypertonie ist ein Versuch des Organismus zur Anpassung an allgemeinen Wassermangel, wenn nicht genug Wasser vorhanden ist, um sämtliche Blutgefäße zu füllen, die die normale Diffusion des Wassers in die lebenswichtigen Zellen erleichtern. Der Anstieg des Blutdrucks ist Teil der Umkehrosmose; dabei wird Wasser aus dem Blutserum gefiltert und durch winzige Löcher in der Zellmembran in wichtige Zellen injiziert. Für diesen Injektionsprozess ist zusätzlicher Druck erforderlich. So wie im Krankenhaus Flüssigkeit intravenös gespritzt wird, spritzt der Organismus Wasser in Milliarden von Zellen gleichzeitig. Die Zufuhr von Wasser und etwas Salz werden den Blutdruck wieder normalisieren! Außerdem sind Supplemente der Mineralien erforderlich, die das Wasser im Zellinneren zurückhalten und damit vermeiden, dass der Blutdruck ansteigt.

Im Stadium ernster Erkrankung: Wird Bluthochdruck nicht als wichtiges Zeichen von Wassermangel im menschlichen Organismus erkannt, sondern mit Diuretika behandelt (die den Organismus weiter austrocknen), so kommt es mit der Zeit zur Verlegung der Herzarterien und der zum Gehirn führenden Arterien durch Cholesterin. Dies führt zu Herzanfällen und kleinen oder massiven Schlaganfällen mit Lähmungserscheinungen. Schließlich treten auch

Nierenerkrankungen auf. Außerdem kann das zu Hirnschäden und neurologischen Erkrankungen (beispielsweise Alzheimer) führen.

Diabetes Typ 2

Im Stadium leichterer Beschwerden: Altersdiabetes ist eine andere Art des Organismus, sich an schweren Wassermangel anzupassen. Die Freisetzung von Insulin wird verhindert, damit es nicht in sämtliche Körperzellen Wasser pumpen kann; so soll die vorrangige Versorgung des Gehirns mit Wasser gewährleistet werden. Wasser und etwas Salz werden Altersdiabetes in seinen frühen Stadien rückgängig machen. Eine ausführliche Erklärung zu Wassermangel und Diabetes Typ 1 und 2 steht in meinem Buch *Wasser – die gesunde Lösung*.

Im Stadium ernster Erkrankung: Wird Altersdiabetes nicht als Komplikation aufgrund von Wassermangel erkannt, kommt es mit der Zeit zu massiven Schäden an den Blutgefäßen im ganzen Körper. Langfristig kann dies zum Verlust der Zehen, der Füße und der Beine durch Gangrän führen. Auch Schäden an den Augen und sogar Blindheit gehören zu den möglichen Folgen. Menschen mit Diabetes Typ 2 sind schließlich auf das Spritzen von Insulin angewiesen, um ihren Blutzucker unter Kontrolle zu halten.

Erhöhter Cholesterinwert

Im Stadium leichterer Beschwerden: Hohe Konzentrationen an Cholesterin sind Hinweise auf früh einsetzenden Ausgleich von Austrocknung im Organismus. Cholesterin ist eine kalkähnliche Substanz, mit der Lücken in der Zellmembran aufgefüllt werden, damit die Zellen kein lebenswichtiges Wasser an das in ihrer Nachbarschaft zirkulierende, osmotisch stärkere Blut verlieren. Cholesterin wird zur Bildung der Zellmembranen von Nervenzellen und von Hormonen gebraucht, aber auch als eine Art „Schutzschild“ gegen übermäßigen Verlust von Wasser, das sonst als Notration in andere lebenswichtige Zellen gespritzt werden könnte. Es besteht außerdem ein direkter Zusammenhang zwischen Knochen, die Calcium verlieren und weich werden, und der Konzentration an Cholesterin, da unter dem Einfluss von Sonnenlicht aus Cholesterin Vitamin D gebildet wird. Vitamin D ist erforderlich, damit die Knochenneubildung angeregt wird. Gesteigerte Cholesterinbildung kann eine Art sein, wie sich der Organismus gegen Osteoporose wehrt. In einer der nachfolgenden Zuschriften wird berichtet, wie erhöhte Wasserzufuhr zu einem Anstieg der Knochendichte um 10 Prozent führte – in einigen Knochen sogar 17 Prozent, wie beispielsweise im Hüftknochen, wo eine stärkere Knochendichte ausgesprochen wichtig ist.

Die Einordnung von Cholesterin als „schlecht" (weil es Ablagerungen an den Arterienwänden des Herzens und anderswo bildet) ist unzutreffend und sie ist zu einer sprudelnden Geldquelle für die Pharmaindustrie geworden. Der Cholesterinwert wird in Blut bestimmt, das aus einer der Armvenen entnommen wurde. Hierbei handelt es sich um sehr langsam zum Herzen fließendes Blut. Wenn die Ablagerungen wirklich durch die Klebrigkeit von Cholesterin verursacht würden, müssten auch die Venen blockiert sein, jedenfalls viel eher als die Arterien, in denen das Blut auf Grund des höheren Drucks und der pulsierenden Art des Blutstroms besser durchmischt ist. Es gibt keinen einzigen Bericht darüber, dass jemals Venen durch Cholesterin blockiert wurden oder sich an Venenwänden Ablagerungen gebildet hätten! – In Wirklichkeit dient Cholesterin als „wasserdichter Verband" an den Verschleißstellen der Arterienwände, an denen das in Folge von Wassermangel und geringer Urinausscheidung (dunkler und saurer Urin) konzentrierte und saure Blut Schäden hinterlässt.

Im Stadium ernster Erkrankung: Wenn Menschen, die mehr Cholesterin brauchen – wegen der unzähligen wichtigen Funktionen, die es erfüllt – cholesterinsenkende Arzneimittel erhalten, kann dies letztendlich zu schweren Gesundheitsproblemen führen, möglicherweise auch zu lebensgefährdenden Leberschäden. Cholesterin ist lebenswichtig. Der Organismus würde nicht mehr davon bilden, wenn er es nicht wirklich brauchte.

Kolitis

Im Stadium leichterer Beschwerden: Kolitisschmerzen sind Zeichen für Wassermangel im Dickdarm. Sie treten zusammen mit Verstopfung auf, weil sich der Dickdarm zusammenzieht, um den letzten Tropfen Wasser aus dem Stuhl herauszupressen, und es der Darmschleimhaut dadurch am nötigen Gleitmittel fehlt.

Im Stadium ernster Erkrankung: Werden Kolitisschmerzen nicht als Zeichen für Wassermangel erkannt, kommt es zu anhaltender Verstopfung. Später im Leben wird daraus eine Stuhlverdichtung. Diese kann Divertikulitis, Morbus Crohn, Hämorrhoiden und Polypen verursachen und erhöht deutlich das Risiko für Krebserkrankungen des Dickdarms und des Rektums.

Migräne

Im Stadium leichterer Beschwerden: Migräne ist ein Zeichen für Wassermangel im Gehirn und in den Augen. Sie wird vollständig abklingen, wenn verhindert wird, dass sich der Wassermangel im ganzen Organismus ausbreiten kann.

Im Stadium ernster Erkrankung: Die Art des Wassermangels, die Migräne auslöst, wird mit der Zeit zu Entzündungen und Undichtigkeiten der kleinen Arterien im Gehirn führen sowie zu Plaquebildung, die oft bei schweren neurologischen Erkrankungen beobachtet wird. Außerdem kann der Augenhintergrund betroffen sein (möglicherweise partieller Verlust des Augenlichts).

Rheumatische Gelenkschmerzen

Im Stadium leichterer Beschwerden: Rheumatische Gelenkschmerzen – Arthritis – sind Zeichen für Wassermangel in dem schmerzenden Gelenk. Davon können junge wie alte Menschen betroffen sein. Durch den Einsatz von Schmerzmitteln wird das Problem nicht behoben, sondern es entstehen noch mehr Schäden. Wasserzufuhr und kleine Mengen an Salz heilen diese Beschwerden.

Schmerzen im unteren Rücken

Im Stadium leichterer Beschwerden: Schmerzen im unteren Rücken und rheumatoide Arthritis der Wirbelsäule (Spondylitis ankylosans) sind Zeichen für Wassermangel in der Wirbelsäule und den Bandscheiben – den wasserhaltigen Polstern, auf denen das Gewicht des Körpers liegt. Diese Beschwerden sollten mit erhöhter Wasserzufuhr behandelt werden.

Im Stadium ernster Erkrankung: Werden rheumatoide Arthritis und Schmerzen im unteren Rücken nicht als Zeichen für Wassermangel in den Gelenkhöhlen des Körpers erkannt, sondern wie unterschiedliche Krankheiten mit Schmerzmitteln, Krankengymnastik, Akupunktur und schließlich mit einem chirurgischen Eingriff behandelt, entsteht mit der Zeit eine Osteoarthritis, weil die Knorpelzellen in den Gelenken alle abgestorben sind. Dadurch kommt es zu einer Verformung der Wirbelsäule und zu stark behindernden Verformungen der Extremitäten. Und man darf nie vergessen: Schmerzmittel können zu ganz eigenen, lebensbedrohlichen Nebenwirkungen führen.

Sodbrennen

Im Stadium leichterer Beschwerden: Sodbrennen ist ein Signal für Wassermangel im oberen Magen-Darm-Trakt. Es ist ein wichtiges Durstsignal des Organismus. Der Einsatz von Antazida oder anderen Arzneimitteln zur Behandlung dieser Schmerzen korrigiert nicht den Wassermangel, an dem der Organismus trotz einer solchen Behandlung weiterhin leidet.

Im Stadium ernster Erkrankung: Wird Sodbrennen nicht als ein Zeichen für Wassermangel erkannt, sondern mit Antazida oder anderen Arzneimitteln behandelt, kann es mit der Zeit zu einer Entzündung der Speiseröhre, des Magens oder des Dünndarms kommen, zu Hiatushernie, Magen-Darm-Geschwüren, Verstopfung, Hämorrhoiden, Divertikulitis, Morbus Crohn und schließlich zu einer Krebserkrankung des Magen-Darm-Trakts (eventuell auch der Leber und der Bauchspeicheldrüse).

Chronisches Müdigkeitssyndrom, Depression, Lupus, Multiple Sklerose, Muskeldystrophie

Diese Gesundheitsprobleme entstehen durch lange anhaltenden Wassermangel. Sie verschwinden aber wieder, sobald der Organismus gut und regelmäßig mit Wasser versorgt wird und gleichzeitig auch ausreichende Mengen der oben erwähnten essenziellen intrazellulären Mineralien erhält. Bei diesen Gesundheitsproblemen sollte ein Teil des Behandlungsprogramms aus Muskeltraining bestehen. Unter den im Folgenden abgedruckten Briefen gibt es einige, in denen von der Heilkraft des Wassers bei den genannten Gesundheitsproblemen berichtet wird.

Hinweise zu vertiefender Lektüre

Weitere Informationen zu den hier genannten Beschwerden finden sich in meinen bereits früher erschienenen Büchern: *Wasser – die gesunde Lösung, Wasser hilft* und *Sie sind nicht krank, Sie sind durstig.* Darin gebe ich ausführliche Erklärungen zu diesen durch Wassermangel verursachten Erkrankungen und auch genaue Empfehlungen dazu, wie sie sich natürlich und nebenwirkungsfrei behandeln lassen – mit Wasser und Salz.

Der Hauptteil des vorliegenden Buches ist *Erfahrungsberichten* gewidmet. Menschen, die meine früher erschienenen Bücher gelesen haben, beschreiben darin wie sie ihre Beschwerden lindern oder heilen konnten, indem sie vermehrt Wasser tranken und sich dabei an die Empfehlungen hielten, die ich in den oben genannten Büchern gebe. In der medizinischen Forschung werden für die Erforschung von chemischen Verbindungen und Arzneimitteln üblicherweise so genannte Doppelblind-Studien zur Wirksamkeit des entsprechenden Präparats durchgeführt. Derartige Studien sind ausschließlich sinnvoll zur Untersuchung von Fremdsubstanzen, die – in größeren Dosen eingenommen – lebensgefährliche Wirkungen haben können. Die Methode dagegen, die zur Untersuchung der Auswirkungen von Änderungen der Lebensweise und der Ernährungsweise eingesetzt wird, könnte man als „Ergebnisstudie" bezeichnen, wobei die Patienten an der Studie teilnehmen, indem sie die Zeichen für eine Änderung beobachten und darüber berichten.

In diese Kategorie der Forschung gehören auch die Berichte dieses Buches. Sie alle stammen aus Briefen oder E-Mails von Lesern meiner früheren Bücher (vor allem von *Wasser – die gesunde Lösung*). Die vereinzelten „Kommentare" zwischen den Fallberichten stammen von mir selbst.

Eine Mahnung zur Vorsicht

Es ist wahr, dass Wasser ein Heilmittel für zahlreiche Gesundheitsprobleme des menschlichen Körpers ist, aber zu viel Wasser kann genauso gefährlich werden wie eine zu hohe Dosis irgendeines anderen Heilmittels. Versuchen Sie bitte nicht, die ernsthaften Probleme im Gefolge eines lange anhaltenden, chronischen Wassermangels im Organismus innerhalb von einem oder zwei Tagen zu beheben. Der menschliche Organismus ist vergleichbar mit einer komplexen chemischen Anlage, die viel Zeit und einige zusätzliche „Zutaten“ braucht, um wieder ihren früheren Normalzustand zu erreichen. Der Körper ist nicht wie ein Auto, dessen Benzintank Sie auffüllen können, um sich dann für die nächsten paar hundert Kilometer keine Sorgen mehr machen zu müssen. Sie müssen *verstehen*, wie der menschliche Organismus funktioniert. Deshalb sollten Sie mehr zu diesem Thema lesen. Dieses Buch will Ihnen Möglichkeiten aufzeigen. Damit Sie diese Möglichkeiten ausschöpfen und Ihre eigenen Selbstheilungskräfte wecken können, sollten Sie auch meine anderen Bücher lesen. Sie werden Ihnen zeigen, wie Sie auf einfache und natürliche Weise zu einer blühenden Gesundheit und einem längeren, produktiveren und freudvolleren Leben finden können.

Hören Sie nicht ohne die nötige Vorsicht und nicht ohne Rücksprache mit Ihrem Arzt damit auf, Ihre bisherigen wichtigen Medikamente einzunehmen, selbst wenn sich Ihr Arzt auf der „anderen Seite“ befindet. Sie können ihn vielleicht dazu bringen, dass er nachliest und versteht, was Wassermangel bedeutet. Geben Sie ihm ein Exemplar dieses Buches. Wir brauchen immer eine zweite Meinung, wenn es um unsere Gesundheitsprobleme geht. Deshalb brauchen Sie auch immer Ihren Arzt, der für Sie da ist. Wenn Ihre Ärzte erst einmal erkannt haben, wo sie sich getäuscht haben, wird ihre Bindung an den ärztlichen Eid sie dazu bringen, Sie zu unterstützen. Meine Kritik am „Krankheitswesen“ richtet sich in erster Linie gegen die Lehreinrichtungen, die medizinische Fehlinformationen verbreiten, sowie gegen die Entscheidungsträger der Institutionen innerhalb dieses Systems. Sie richtet sich selbstverständlich nicht gegen die ehrenwerten und aufopferungsbereiten Mitglieder der Gesellschaft, die sich in medizinischen Einrichtungen liebevoll und selbstlos den Kranken widmen.

TEIL 2

Erfahrungsberichte

Von der heilenden Kraft des Wassers

Dünndarmgeschwür – Verdauungsstörungen – Kolitis – Rückenschmerzen – Allergien – chronische Entzündung der Nasennebenhöhlen

Es ist *ein* Jahr her, dass ich Ihr Buch *Wasser – die gesunde Lösung* zum ersten Mal gelesen habe. Ich erhielt es damals von einem Freund als Geschenk. Seitdem hat sich meine Gesundheit deutlich verbessert. Ich bin jetzt 52 und bei bester Gesundheit. Bevor Ihr Buch mich dazu brachte, Wassertrinken zu einem festen Bestandteil meines Lebens, zu einer selbstverständlichen Gewohnheit in meinem Tagesablauf zu machen, war dies nicht der Fall.

Für die meisten meiner Bekannten galt ich als erfolgreicher Mensch mit ausgezeichneter Gesundheit – ich hatte Normalgewicht, ungewöhnliche Kraft und Ausdauer, ausgezeichnete Ernährungsgewohnheiten (viel frisches Gemüse und Vollkornprodukte, wenig Fleisch, tierische Produkte oder Fertignahrung) und ich lag in sportlicher Hinsicht über dem Durchschnitt. Dennoch hatte ich fast fünfzig Jahre lang unter einer ganzen Reihe von Beschwerden zu leiden, beispielsweise: Dünndarmgeschwür (im Alter von 19 Jahren), Verdauungsstörungen, Probleme mit dem Dickdarm und der Darmentleerung (im Alter von 19 bis 51 Jahren), Lebensmittelallergien (von 12 bis 17 Jahren), chronische Infektion der Nasennebenhöhlen (von 5 bis 51 Jahren), chronische und akute Rückenprobleme (von 13 bis 51 Jahren), Gemütserkrankungen und geistige Verwirrung (von 6 bis 51 Jahren).

Meine Probleme waren umso beunruhigender und verwirrender, als ich ein intelligenter, gebildeter Mensch bin und stark motiviert war, Lösungen für diese Probleme zu finden. Ich habe 35 Jahre lang nach Antworten darauf gesucht. Ich suchte danach in Bereichen wie Ernährungsweise, Nahrungsergänzungsmittel, Körperbewegung, Yoga, Meditation, traditionelle Religion, spirituelle Übungen, Akupunktur, traditionelle Medizin, Chiropraktik, Massage, Reiki, Polarity-Therapie, bei 12-Schritte-Selbsthilfegruppen und ich suchte in Büchern und Kursen zur Persönlichkeitsentwicklung (wie EST und Hoffman-Quadrinity-Prozess)

Natürlich habe ich schon oft gelesen, wie wichtig es ist, viel Wasser zu trinken. Vor sechs Jahren habe ich mir sogar einen Umkehrosmosefilter für Wasser angeschafft, weil ich hoffte, dass mich der bessere Geschmack des Wassers motivieren würde, mehr Wasser zu trinken. Trotzdem habe ich der Wassertherapie nie wirklich eine Chance gegeben. Bis ich Ihr Buch las, erschienen mir andere Getränke immer besser, vor allem Tee und Kaffee.

Zu dem Zeitpunkt, als ich Ihr Buch las, litt ich an einer chronischen Nervenverletzung im oberen Rücken, die mich über einen Zeitraum von zwei Jahren darin hinderte, Golf oder Tennis zu spielen. Die Kraft in meinem Arm entsprach nur etwa einem Drittel der früheren Kraft. Ich war körperlich und seelisch an einem Tiefpunkt in meinem Leben angekommen.

Ich war noch nie in meinem Leben betrunken und ich habe auch nie mehr als fünf Zigaretten am Tag geraucht. Zu diesem Zeitpunkt rauchte ich überhaupt nicht mehr und trank auch keinen Alkohol. Trotzdem war ich ständig von Gedanken an Koffein, Tabak oder Alkohol besessen. Ich ging zwar regelmäßig zu Chiropraktikern, Osteopathen und Masseuren, hatte aber 15 Jahre lang keinen Arzt mehr aufsuchen müssen. In meiner Verzweiflung ging ich dann zu einem Arzt, der mir ein Medikament gegen Stress, ein Schmerzmittel und ein Muskelrelaxans verschrieb. Ich nahm die verordneten Dosen und fiel für 16 Stunden in eine Art Halbkoma. Danach brach ich die medikamentöse Behandlung ab. Einige Wochen später kam mein Freund zum Abendessen zu mir und gab mir Ihr Buch.

Innerhalb einer Woche, nachdem ich meine tägliche Nahrung um 2 bis 3 Liter Wasser ergänzt hatte, stellte ich Folgendes fest:

- Die Schmerzen von der Nervenverletzung waren abgeklungen und ich konnte wieder mit dem Training anfangen.
- Ich hatte wesentlich weniger an Verdauungsstörungen und Blähungen zu leiden.
- Mein Suchtdrang und mein Zwangsverhalten hatten erheblich nachgelassen oder waren völlig verschwunden. Ich musste nicht länger gegen das Verlangen ankämpfen zu rauchen, zu trinken, mich voll zu stopfen oder Unmengen von Kaffee zu trinken.

- Ich hatte mehr Energie.
- Ich konnte besser denken und arbeiten.

Sie dürfen mich gerne als Referenz verwenden. Ich bin jederzeit bereit, mit jedem über das Wassertrinken zu sprechen.

W. E. G.

* * *

Rückenschmerzen

Ich möchte Ihnen danken und Ihnen von dem großen Fortschritt berichten, den ich bei der Heilung meines Rückens erreicht habe. Während ich Ihr Buch *Wasser – die gesunde Lösung* las, erfuhr ich von der Existenz Ihres Buches *Rückenschmerzen und Arthritis.* Ich habe die empfohlenen Übungen – und noch einige eigene – gemacht und auch die von Ihnen empfohlene Wassermenge getrunken und ich kann mit Freude berichten, dass mein Rücken viel kräftiger geworden ist und wesentlich weniger schmerzt.

Vor mehr als 20 Jahren erlitt ich eine Rückenverletzung, als ich einem Freund beim Tragen eines Klaviers half. Eine der Bandscheiben im unteren Rücken wurde wohl zerquetscht oder schwer beschädigt. Mit den Jahren wurde es immer schlimmer, bis vor ein paar Jahren Krämpfe auftraten, die mir das Gehen unmöglich machten. Ich hatte entsetzliche Schmerzen. Meistens wurden sie schon durch leichtes Heben ausgelöst. Wenn ich mich nach vorne beugte und mehr als 5 Kilogramm Gewicht hob, hatte ich anschließend tagelang Probleme.

Nachdem ich vor etwa eineinhalb Jahren mit dem von Ihnen empfohlenen Übungsprogramm für den Rücken begonnen hatte, konnte ich langsame, aber anhaltende Fortschritte beobachten. Im letzten Sommer kam dann die Feuerprobe. Zehneinhalb Jahre vorher war ich als Atomuhrenforscher in Boulder (Colorado) in Rente gegangen und hatte eine Farm in Utah gekauft – in der Nähe meiner Heimatstadt und meiner Familie. Bis zum letzten Sommer hatten meine Frau und ich es eher anderen überlassen, die Farm zu bewirtschaften, aber dann führten die Umstände dazu, dass wir das selbst übernehmen mussten. Dazu gehörte auch, 10 Meter lange Bewässerungsrohre zu bewegen sowie das Heu von drei Heuernten zu Ballen zu binden und abzutransportieren. Da die Farm für Modernisierungsmaßnahmen nicht groß genug ist, hoben meine Söhne und ich mit einigen Erntehelfern die 40 Kilo schweren Heuballen auf einen Lastwagen und einen Heuwagen– wobei mir die Grashalme über den schweißnassen Nacken und überall herunterhingen. Außerdem mussten wir die Ballen in der Scheune unterbringen, bis hoch unters Dach – eine Ernte von gut tausend Ballen. Da ich auf einer Farm aufgewachsen bin, habe ich mich nie vor harter Arbeit gescheut, und das war sehr harte Arbeit.

Ein Jahr früher wäre ich dazu nie im Leben in der Lage gewesen und es war tatsächlich ein gutes Gefühl, diese harte Arbeit erledigen zu können. Ich habe mich immer bemüht, meinen Körper in guter Verfassung zu halten, aber vor einigen Jahren musste ich sogar mit dem Joggen aufhören, da es mir zu starke Rückenschmerzen verursachte. Jetzt kann ich auch wieder ohne große Schmerzen laufen. Wenn man bedenkt, dass ich 66 Jahre alt bin, finde ich das alles beachtlich und ich danke Ihnen für Ihre enorme Unterstützung bei meiner Genesung. Ich bin noch lange nicht ganz wieder hergestellt, aber ich bin auf dem richtigen Weg und mein Rücken wird immer kräftiger. Heute Morgen und gestern habe ich ungefähr 30 Zentimeter Schnee von unserem Weg geschaufelt, ohne nennenswerte Rückenschmerzen. Dazu war ich jahrelang nicht mehr in der Lage.

Sie empfehlen, bei den Rückenübungen zusätzliche Gewichte an den Füßen zu benutzen. Ich trage nur Schuhe und habe in jeder Hand ein Gewicht von 1,5 Kilo, um gleichzeitig den Oberkörper zu kräftigen. Bei den zusätzlichen Übungen, die ich neben den Ihren mache, geht es auch um die Kräftigung der Rückenmuskeln sowie allgemein um die Stärkung des Herz-Kreislauf-Systems und des Lymphsystems. Es sind unter anderem folgende Übungen:

1. Abwechselnd auf jeder Seite liegen und mit dem freien Arm und Bein Scherenbewegungen machen, sowohl kreisförmig als auch rauf und runter.
2. Auf dem Rücken liegend Oberkörper und Beine anheben.
3. Liegestütze aus den Knien und den Zehenspitzen heraus machen, mit besonderer Betonung auf Beugen und Anspannen der unteren Rückenmuskeln – wobei die osmotische Wasserpumpe aktiviert wird, die Sie für den unteren Rücken empfehlen.

4. Hampelmann spielen und dabei den Boden mit den Gewichten in den Händen berühren und aus dem Stand mit gespreizten Beinen überkreuz den linken Fuß mit der rechten Hand und umgekehrt berühren.
5. Verschiedene Sprungübungen auf einem Trampolin ausführen – ausgezeichnet für das Lymphsystem.
6. Verschiedene Dehnübungen machen, um den ganzen Körper biegsam zu erhalten.

Zusätzlich mache ich Spaziergänge mit meiner Frau, Skilanglauf und, wenn das Wetter es erlaubt, jeden Tag eine Tour mit dem Mountainbike. Normalerweise können wir an den meisten Tagen des Jahres einer dieser Aktivitäten nachgehen.

Es ist phantastisch sich so wohl zu fühlen. Das Leben hat es wirklich gut mit mir gemeint und die gute Gesundheit macht es mir eher möglich, mich nützlich zu machen und die Dinge zu tun, die ich für die Wichtigsten halte. Ich bin glücklich, wenn ich meine Dankbarkeit zeigen kann, indem ich mich nützlich mache, und in der Rückenlage und mit Schmerzen ist das ziemlich schwierig.

Noch einmal meinen Dank für diese großartige Hilfe bei der Bekämpfung meiner Schmerzen. Ich bin von Ihrem ersten Buch so beeindruckt, dass ich eine Besprechung dazu geschrieben und sie auf meine Homepage gestellt habe:
www.allanstime.com/Health/water.htm. Ihr zweites Buch rettet meinen Rücken. Auch meiner Frau hat Ihre Wasserkur sehr gut getan. In Dankbarkeit,

D. W. A.

* * *

Osteoporose

Bei mir wurde vor einiger Zeit fortgeschrittene Osteoporose festgestellt mit zwei eingebrochenen Wirbeln – dadurch büßte ich 7,5 Zentimeter von meiner Körpergröße ein. Seit diese Diagnose gestellt wurde, tat ich alles, was die Ärzte empfahlen, um die noch vorhandene Knochendichte aufrechtzuerhalten und weitere Frakturen zu verhindern, aber ich habe auch mehr Wasser getrunken.

Diese Woche stand eine Untersuchung der Knochendichte an. Im Laufe der Untersuchung sagte die medizinisch-technische Assistentin, dass die Messergebnisse an der Hüfte merkwürdig seien, und entschloss sich, diesen Teil der Untersuchung noch einmal durchzuführen. (Ich denke, sie traute ihren Augen nicht, weil die Knochendichte um 17 Prozent zugenommen hatte.)

Der Arzt sagte mir, die Untersuchungsergebnisse zeigten eine Zunahme der Knochendichte um 10 Prozent in meinem Rücken und um 17 Prozent in meiner Hüfte. Ich habe auch 2,5 Zentimeter an Körpergröße dazugewonnen.

Diese Krankheit kann Männer und Frauen gleichermaßen treffen. In den USA steht sie in der Statistik der häufigsten Todesursachen auf Platz 12. Rund 1,3 Millionen Knochenbrüche jährlich werden auf diese Krankheit zurückgeführt.

Ganz herzlichen Dank für Ihr Buch *Wasser – die gesunde Lösung*. Es hat meinem Leben eine ganz neue Richtung gegeben.

Ihre C. M.

Kommentar: Wundern Sie sich nicht darüber, dass die Knochendichte in Folge einer angemessenen Versorgung des Körpers mit Wasser zunimmt! Der Grund dafür ist sehr einfach: Die Knochenstruktur ist ein Reservoir (neben anderen) für gespeicherte Energie, das der Körper, wenn nötig, anzapfen kann. Wie Sie wissen, setzt sich beim Erhitzen von Wasser das aufgelöste Calcium als Belag innen im Wasserkocher ab. Es entspricht der chemischen Eigenschaft des Calciumatoms, dass es sich beim Erhitzen an ein anderes Calciumatom bindet. Wissenschaftlich ausgedrückt bedeutet dies, dass je zwei Calciumatome, die sich aneinander binden, eine Energieeinheit zwischen sich einlagern. Der Körper hat gelernt, die Calciumbindung zu lösen und die darin gelagerte Energie freizusetzen. (1 ATP-Energieeinheit pro Calciumbindung; ATP = Adenosintriphosphat, eine energiereiche chemische Verbindung, die die gespeicherte Energie schrittweise freisetzen kann)

Wassermangel bedeutet, dass der Körper geringe Energiereserven hat. Wenn der Wassermangel immer größer wird, muss der Körper die Knochenstruktur aufbrechen, um an die dort gespeicherte Energie heranzukommen. So kommt es zur Entstehung von Osteoporose. Ausreichende Wasserversorgung des Körpers bewirkt das Gegenteil. Wasser ist für den menschlichen Körper die Hauptenergiequelle. Es produziert an der Zellmembran große „Aktivierungswärme". Es erwärmt den Körper und stellt ihm die Energie für all seine chemischen Reaktionen. Der Körper hat gelernt, Energie aus Wärme durch die Bildung von ATP in chemische Energie umzuwandeln und zu speichern und überschüssige Energie in den Calciumspeichern innerhalb der Zellen und in den Knochen zu lagern. Aus diesem Grund konnte C. M. ihre Neigung zu Osteoporose wieder rückgängig machen. Wenn Sie das „Knochengewebe" durch Gewicht stimulieren, werden die Knochen bildenden Zellen angeregt, Knochensubstanz abzulagern und die Knochenstruktur zu verdichten – unter der Voraussetzung, dass sie die nötige Energie zur Verfügung haben, um Calciumatome miteinander verschmelzen zu lassen. Wasser liefert die zusätzliche Energie für diesen Prozess. Daher rührte die Zunahme der Knochendichte bei C. M. um 17 Prozent.

* * *

Rückenschmerzen

Ich bin 75 Jahre, eine alte Dame, die fast die Hälfte ihres Lebens an Rückenschmerzen gelitten hat, und dies trotz der von meinem Hausarzt verordneten Schmerzmittel, trotz Akupunktur, osteopathischer Behandlung, chiropraktischer Behandlung und noch einem Dutzend weiterer alternativer Behandlungsmethoden. Außerdem hatte ich geschwollene Fußgelenke und einige weitere, geringfügigere Gesundheitsprobleme. Jetzt, nach gerade einmal einer Woche Wasserkur, fühle ich einen enormen Unterschied in meinem Allgemeinzustand und die Rückenschmerzen sind viel besser geworden, so viel besser, dass ich mich hinsetzen und Ihnen schreiben kann.

Ihre R. G.

* * *

Verstopfung und Hämorrhoiden – Sodbrennen – kalte Füße und Hände – stark riechender Urin

Ich trank üblicherweise täglich zwei Kannen Kaffee und einige Gläser Sprudel, aber kein einfaches Leitungswasser. Ich bin jetzt seit etwa drei Jahren in Rente. Als ich noch arbeitete, trank ich ab und zu Wasser aus dem Wasserspender an meinem Arbeitsplatz. Jetzt bei mir zu Hause habe ich keinen Wasserspender und da ich Leitungswasser nicht mag, trank ich also überhaupt kein Wasser mehr.

Meine Symptome:

- Mein Urin roch immer stärker. Ich dachte schon, ich müsse einen Arzt aufsuchen, weil ich vielleicht eine Infektion hatte.
- Meine Verstopfung war so schlimm, dass ich zwei- bis dreimal pro Woche ein Mittel gegen Hämorrhoiden anwendete.
- Manchmal hatte ich so starkes Sodbrennen, dass ich mehrmals im Monat *Tums* [ein Calciumpräparat] verwendete.
- Außerdem hatte ich ein Problem mit den Bronchien, tief sitzenden Husten, Heiserkeit und dicken Schleim.

Im Winter musste ich zum ersten Mal in meinem Leben lange Unterhosen tragen. Nachts brauchte ich Socken, lange Unterhosen und ein T-Shirt und ich deckte mich mit einem Laken und zwei Decken zu. Morgens war mir so kalt, dass ich meine Füße mit einem Föhn wärmte, und nachdem ich die Socken angezogen hatte, wärmte ich diese an meinen Füßen mit dem Föhn. Zuletzt habe ich sogar die Schuhe vor dem Anziehen angewärmt. Mir war im Allgemeinen so kalt, dass mein Körper kaum richtig „funktionieren“ konnte. Es tat weh. Wenn ich einen Spaziergang machen wollte, zog ich zwei Gymnastikhosen an.

Ich ging in ein Fitnesszentrum und trainierte mit Laufband und Crosstrainer. Bald fing das an, dass ich mich beim Besuch des Fitnesszentrums deprimiert fühlte, ohne dass ich wusste, warum. Meine Leistungsparameter mussten allmählich immer tiefer angesetzt werden. Außerdem musste ich mir ständig die Seiten halten.

Wenn ich einfach so zum Einkaufen ging, taten mir meine Seiten so weh, dass mir die Tränen kamen. Meine Füßen taten ebenfalls weh, aber die Seitenstiche waren heftiger und überdeckten das. Mein Karatetraining fiel mir auch immer schwerer. Die Anzahl der Bewegungen (beispielsweise Tritte), zu denen ich fähig war, nahm ständig weiter ab. Der Trainer wollte eigentlich zwischen 25 und 50 Tritte, aber wir setzten das auf 10 bis 15 herunter und rechtfertigten das damit, dass ich schließlich älter würde, ohne zu beachten, wie *schnell* ich innerhalb weniger Jahre „gealtert" war.

Ich habe versucht abzunehmen, aber sobald ich weniger aß, wurde mir kalt und alles tat mir weh, wie bei einer Erkältung. Ich fühlte mich so unwohl, dass ich morgens nicht mehr aufstehen wollte. Ich hatte einfach keine Lust, mich aufzusetzen oder hinzustellen. Ich verstehe jetzt, wie sich ein Mangel an Begeisterung, wie sich Lethargie oder sogar Depressionen breit machen.

Auf der Haut meiner Hand fiel mir etwas Merkwürdiges auf. Wenn ich meine Hand hoch hielt, sah die Haut wie bei einer Mumie aus, völlig trocken. Meine Hand war ganz flach. Ich begann, mir Sorgen über meine Gesundheit zu machen: Vielleicht hatte ich ja Diabetes? Ich hatte immer negative Untersuchungsergebnisse für Diabetes und meine Suche im Internet erbrachte nichts, was meine Beobachtungen erklärte.

Ich weiß, dass Ärzte sagen, man solle viel Wasser trinken, wenn man krank sei. Der starke Geruch meines Urins brachte mich schließlich dazu, dass ich Wasser trank, um meine Organe durchzuspülen. Zur selben Zeit schickte mir ein Freund eine E-Mail zum Thema Wassermangel. Ich war entsetzt, als ich erfuhr, dass ein paar Prozent Wasserentzug zu einer Einschränkung der sportlichen Leistungsfähigkeit von 10 bis 20 Prozent führen können. Diese Information brachte mich dazu, eine Recherche im Internet zu starten. Ich war erstaunt, als ich feststellte, dass ich fast alle Symptome von Wassermangel hatte. Ich entschloss mich nach Büchern zu suchen und fand schließlich Ihr Buch *Wasser – die gesunde Lösung*. Ich halte mich seitdem an die Empfehlung, die Sie in diesem Buch geben: morgens als Erstes zwei oder mehr Gläser Wasser; eine halbe Stunde *vor* jeder Mahlzeit ein Glas Wasser; zweieinhalb Stunden *nach* jeder Mahlzeit ein Glas Wasser und beim Zubettgehen nochmals ein Glas Wasser. Im Laufe des Tages trinke ich sogar noch ein oder zwei Gläser mehr. Meinen Kaffeekonsum habe ich verringert.

Die Ergebnisse:

- Mein Urin riecht nicht mehr und die Verstopfung ist fast verschwunden. Ich wusste gar nicht mehr, dass Stuhlgang so einfach sein kann, fast angenehm. Meinem Magen geht es jetzt gut und die Probleme mit den Bronchien sind ebenfalls verschwunden.
- Schlafen kann ich jetzt wieder in der normalen Unterwäsche, wie früher. In vielen Nächten waren (und sind) meine Beine so warm, dass sie sich fast verschwitzt anfühlten. Es ist erstaunlich, wie stark die Temperaturregulierung meines Körpers aus dem Ruder gelaufen war. Wenn ich jetzt einmal der Kälte ausgesetzt bin, fühlt es sich einfach nur kalt an, schmerzt aber nicht mehr.
- Beim Aufstehen morgens fühle ich mich gut. Manchmal macht es mir einfach Spaß nur dazusitzen, weil ich mich so gut fühle, ohne jegliche Beschwerden.
- Wenn ich nach dem Aufstehen 2 oder 3 Gläser Wasser trinke, bekomme ich davon einen Auftrieb wie von Kaffee. Wenn ich mich morgens an den Computer setze, erscheint mir der Bildschirm heller, fast als ob er glitzern würde. Verstehen kann ich das nicht, aber es ist so.
- Wenn ich weniger esse, um abzunehmen, empfinde ich einfach nur Hunger, ohne mich krank zu fühlen. Ich kann darüber lächeln, weil ich weiß, dass ich das unter Kontrolle habe. Ein bisschen Hunger, den ich gut aushalten kann.
- Was meine Hand angeht: Wenn ich sie jetzt vor mir ausstrecke, sehe ich die Blutgefäße und die Muskeln, die sich unter der Haut abzeichnen. Vorher war meine Hand völlig flach.
- Ich bin nicht mehr deprimiert. Das führe ich darauf zurück, dass ich mich einfach besser fühle. Dauernde leichte Schmerzen oder Beschwerden nagen eben ständig an der eigenen Einstellung.

Manche Probleme schleichen sich langsam ein, ohne dass wir die Verschlimmerung bemerken, oder so, dass wir uns daran gewöhnen. Am deutlichsten lassen sich die bei mir eingetretenen Veränderungen im Fitnesszentrum feststellen. Bei denselben Einstellungen für Geschwindigkeit und Steigung, die ich früher einmal hatte (*vor* den Beschwerden), liegt mein Puls jetzt um 10 bis 12 Schläge niedriger als früher. Erst dachte ich, dass es an dem Gerät liege, aber es ist bei allen Geräten dasselbe. Einige dieser positiven Veränderungen traten sehr schnell auf, innerhalb weniger Tage, andere brauchten einen oder zwei Monate, bis sie wirklich zu spüren waren.

Insgesamt bin ich nach wie vor erstaunt darüber, wie stark sich eine zu geringe Aufnahme von Wasser auswirkt. Ich habe eindeutige Ergebnisse und bin sehr optimistisch. Mein Karatetrainer möchte jetzt, dass ich den „schwarzen Gürtel" mache. Mit 60 Jahren scheint das verrückt, aber ich habe schon zwischen 20 und 30 dafür trainiert. Mein Trainer ist sicher, dass ich das schaffe, obwohl bei dem System, das ich erlerne, die Gürtel nicht so leicht verliehen werden wie bei anderen. Das macht mich sehr stolz und hat mein Selbstbewusstsein gestärkt. Es macht mir Lust, noch mehr zu tun.

Ich lese Ihr Buch immer wieder. Vieles in Ihrem Buch hätte ich vor einigen Monaten nicht geglaubt, aber heute habe ich Beweise dafür. Ich empfehle das Buch wärmstens jedem, den ich kenne. Ich bin zu einem „Prediger" für das Wassertrinken geworden. Vor allem unter meinen älteren Freunden scheint es viele zu geben, die das angeht. Da gibt es Leute über 50, die nichts anderes als Kaffee, Tee oder Alkohol trinken und die meisten der Symptome haben, die ich bei mir selbst gesehen habe. Ich bin glücklich und habe das Gefühl zu helfen, wenn ich erreichen kann, dass sie wenigstens etwas weniger Kaffee und dafür mehr Wasser trinken. Man kann sich leicht vorstellen, wie Wassermangel zu ernsthaften Erkrankungen führt. Schon meine private, sicher unvollständige Informationssammlung deutet auf ein ernst zu nehmendes Problem durch Wassermangel bei älteren Menschen hin, vor allem bei älteren Männern.

Ihr Buch ist zweifellos äußerst wertvoll. Meine einzige Kritik ist, dass ich es erneut lesen musste, um Ihre Empfehlung für die tägliche Wasseraufnahme zu finden. Ich wünschte, es gäbe darüber ein Extrakapitel oder eine Tabelle. Es steht außer Frage, dass Ihr Buch einen wertvollen Beitrag zu einem wichtigen Thema leistet – herzlichen Dank. Es ist einfach eine Pflichtlektüre und für gute Gesundheit wahrscheinlich viel wertvoller als alles andere im Bücherregal.

In einem der Briefe von Lesern Ihres Buches heißt es, dass er zwei Bücher auf seinem Nachttisch habe – die Bibel und Ihr Buch. Erst fand ich das etwas merkwürdig, aber Ihr Buch kann wirklich so wichtig sein. Es hat mir mehr Lebensqualität gegeben.

P. C. van K.

* * *

Schwindel – Krämpfe – Zahnfleischschwund – Autismus

Es hat mich gefreut, dass Ihnen mein Brief für die neue Ausgabe Ihres Buches nützlich erschien. Danke! Wie Sie ja bereits wissen, habe ich dort berichtet, dass sich meine Schwindelanfälle durch das Befolgen Ihrer Empfehlungen zum Wassertrinken umgehend besserten. Hier nun weitere Veränderungen: Abgesehen davon, dass ich nun mit nur *einem* Kopfkissen schlafe anstatt mit vier, kann ich meine Haare über einer Waschschüssel waschen, ohne dass mir schwindlig wird. Ich kann auf einem Brett mit einer Neigung liegen, bei der meine Füße 45 Zentimeter höher liegen als mein Kopf. Beim Autofahren muss ich keine Angst mehr vor schnellen Kopfbewegungen haben. Die Schwindelanfälle waren zwar kein ständiges Problem, traten aber seit mindestens 40 Jahren immer wieder auf. Jetzt gehören sie der Vergangenheit an.

Hier weitere positive Veränderungen: Ich habe jetzt nur noch selten Wadenkrämpfe, unter denen ich vorher fast jede Nacht zu leiden hatte. Außerdem sind jetzt die meisten oberen Zahnhälse wieder mit Zahnfleisch bedeckt, wo sich im Laufe der Jahre unschöne Lücken gebildet hatten, die jetzt verschwunden sind. Das Zahnfleisch sieht wieder so gut aus wie ursprünglich. Was für eine schöne Überraschung! Hier zeigt sich sicher ganz besonders, wie das Körpergewebe austrocknen und schrumpfen kann. Für meine 84 Jahre bin ich bei sehr guter Gesundheit und in mancher Hinsicht besser dran als vor 10 Jahren.

Meinem Sohn Charles (der gehörlos und autistisch ist) geht es gut. Er hat zugenommen (was dringend nötig war), sieht gesünder aus und verhält sich besser als jemals seit dem Kleinkindalter. Ich weiß nicht, ob ich mir das nur einbilde, aber ich habe den Eindruck, dass er in der letzten Zeit auf einige Geräusche reagiert.

Bei jeder Gelegenheit, die sich bietet, spreche ich mit anderen Menschen über das Wassertrinken. Danke für Ihren Dienst an der Menschheit und Ihren Mut und Ihr Durchhaltevermögen. Ich habe Ihr Buch in mehreren Veröffentlichungen zum Thema Gesundheit erwähnt gesehen.

M. R.

* * *

Migräne – Rückenschmerzen – Energiemangel

Meine Frau Carol und ich werden für immer dankbar sein, dass Sie uns den preiswertesten Weg zu einer besseren Gesundheit gezeigt haben. Wenn ich bedenke, dass man nur acht Gläser Wasser pro Tag trinken muss (mit einem viertel Teelöffel Salz pro Liter) ... Ich weiß jetzt, dass jeder, der sich daran hält, eine deutliche Besserung seiner Gesundheit feststellen wird. Ich habe bis jetzt noch *niemanden* getroffen, der dieser Empfehlung gefolgt wäre und *keinen* Unterschied festgestellt hätte. Es funktioniert wirklich. Man muss es nur tun. Das kann einem niemand abnehmen.

Außerdem müssen natürlich *die* Menschen, die sich um bessere Gesundheit mit Hilfe von Wassertrinken bemühen, immer wieder auf die Feinheiten aufmerksam gemacht werden: Für jede Tasse Kaffee, die ich trinke, nehme ich auch ein zusätzliches Glas Wasser zu mir. Für jedes Glas Sprudel mache ich es ebenso. Nach einiger Zeit finden Sie an den anderen Getränken gar keinen Geschmack mehr. Ich kann mich erinnern, dass ich beim ersten Mal, als ich Diätlimonade trank, den Geschmack fürchterlich fand. Das war das einzige Getränk, das meine Familie immer kaufte. Ich gewöhnte mich mit der Zeit an den Geschmack und mochte danach keinen gewöhnlichen Sprudel mehr. Genauso ist es, wenn Sie anfangen regelmäßig Wasser zu trinken. Inzwischen mag ich keinerlei Sprudel mehr.

Ich hätte nie gedacht, dass ich eines Tages an einem großen Glas kalten Wassers zu einer Pizza Freude haben würde. Genau! Ich kann noch nicht einmal mehr zu einer Pizza Sprudel trinken. Einfaches Wasser schmeckt viel besser. Ich trinke morgens immer noch gerne zwei Tassen Kaffee, aber *vor* jeder Tasse trinke ich ein Glas Wasser. Hier einige der positiven Veränderungen, die ich auf Grund Ihrer Empfehlungen erreichte: Ich habe nun 99 Prozent weniger Rückenschmerzen, mehr Energie, keine schweren Migräneanfälle mehr und schließlich einen Durst, der unbedingt gestillt werden will. In den letzten 20 Jahren habe ich nie aus einem Durstgefühl heraus getrunken; ich habe getrunken, weil diese Diätlimonade wohl zu einer Gewohnheit wird. Seit ich mit dem Wassertrinken angefangen habe, stelle ich fest, dass ich auf Grund von Durst trinke, und das allein versetzt mich schon in Erstaunen.

Bei mir wurde auch einmal ein Bandscheibenvorfall festgestellt. Ich werde nie die Schmerzen vergessen, die mir in die Beine schossen, sobald ich eine falsche Bewegung machte. Es gab Zeiten, da meine Frau mir morgens die Socken anziehen musste. Dann kroch ich aus dem Bett. Ich konnte ein halbes Jahr lang nicht auf einem Stuhl sitzen, egal auf welcher Art von Stuhl. Wenn ich beim Auftreten der Schmerzen gerade *stand*, warfen mich die Schmerzen buchstäblich um, ich musste mich an Ort und Stelle auf den Boden legen, bis ich schließlich den Mut und die Energie aufbrachte, zum Sofa oder zum Bett zu kriechen. Manchmal bin ich stundenlang nur einfach da liegen geblieben, wo ich gerade lag. Bei der Fahrt zum Arzt musste ich in meinem Auto auf dem Bauch liegen. Ich habe auch oft am Küchentisch stehend gegessen.

Zugegeben: Auch mein Arzt hat mir geholfen, da die Tabletten, die ich gegen die Entzündung einnahm, immerhin eine Zeit lang wirkten; ohne sie hätte ich es nicht aushalten können. Aber ich kann Ihnen Folgendes sagen: Im ersten Jahr bekam ich ein Rezept für die Originalpackung mit dreimaliger Erneuerung (oder Wiederholung) und ich habe die gesamte Menge an Tabletten innerhalb eines Jahres verbraucht. Im zweiten Jahr begann ich Wasser zu trinken und habe nur noch *eine* Packung Tabletten verbraucht. Ich glaube sogar, im zweiten Jahr wäre ich auch ganz ohne diese Tabletten ausgekommen. Aber die Schmerzen waren ja so entsetzlich, dass ich wohl hin und wieder diese kleine zusätzliche Sicherheit brauchte, sobald nur das leichteste Stechen im Gesäß zu verspüren war. (An dieser Stelle fingen die Schmerzen immer an.) Ich bin davon überzeugt, dass die Tabletten *die Schmerzen gelindert* haben, aber erst das Wasser hat wirklich zur *Heilung* beigetragen.

Wenn ich sage „beigetragen“, dann deshalb, weil ich auch mit Spazierengehen und Gymnastik anfangen musste. Als ich die großen Veränderungen in meinem Gesundheitszustand beobachtete, fing ich fast automatisch an, auch mehr gesündere Lebensmittel zu essen. Es scheint, als ob alles wieder in Ordnung kommt, wenn man sich erst einmal zu einem gesünderen Lebensstil entschlossen hat. Ich bin allerdings kein Gesundheitsfanatiker. Ich rauche weiter. Aber soll ich Ihnen mal etwas sagen? Ich rauche jetzt weniger. Bis jetzt bin ich noch nicht so weit, dass ich in jedem Augenblick meines Lebens auf die gesündeste Weise lebe, atme oder esse, aber insgesamt ist meine Gesundheit jetzt viel besser als noch vor wenigen Jahren. Für die meisten Dinge gilt, dass sie, wenn sie maßvoll eingesetzt werden, niemanden umbringen. Vor ein paar Jahren habe ich sogar mit dem Kegeln angefangen. Es gab eine Zeit, da ich glaubte, dass ich niemals in der Lage wäre, eine 7 Kilo schwere Kugel hochzuheben und über die Kegelbahn zu rollen.

Dieses neue Leben verdanke ich Ihnen, Dr. Batmanghelidj. Ich danke Ihnen! Ich schreibe Ihnen diesen Brief in der Hoffnung, dass ihn andere Menschen lesen und dadurch vielleicht motiviert werden, es auszuprobieren. Wenn ich nur *einem* anderen Menschen helfen kann, hat es sich schon gelohnt.

H. J. F.

* * *

Rückenschmerzen – Nackenschmerzen – Karpaltunnelsyndrom – Energiemangel

Kurz vor Weihnachten letztes Jahr rief ein Freund aus England bei uns zu Hause an, nachdem wir ihn acht Jahre lang nicht gesehen hatten. Mein Mann und ich hatten Mike 1995 auf einer Reise durch England, Schottland und Irland flüchtig kennen gelernt, als er unser Busfahrer war.

Wir unterhielten uns lange und im Verlauf des Gesprächs erzählte er mir von einigen Internetseiten, von denen er meinte, dass ich sie mir ansehen solle; er kam darauf zu sprechen, nachdem ich ihm erzählt hatte, was wir beruflich machen und dass mein Mann sich vor etwa einem Jahr einer Bypass-Operation unterziehen musste. Bei einer dieser Seiten handelte es sich um www.watercure.com, also *Ihre* Website. Nachdem ich diese Internetseite gefunden und studiert hatte, bestellte ich fünf Exemplare Ihres Buchs *Wasser – die gesunde Lösung*, fing aber schon auf Grund der wenigen Informationen aus dem Internet sofort damit an, mehr Wasser zu trinken. Es ist wahr, dass ich früher schon einmal *mehr* Wasser getrunken hatte als in der letzten Zeit und dass es jetzt einfach zu wenig war.

Ich muss Ihnen sagen, dass ich regelmäßig zu einem Chiropraktiker gehe, und das praktisch seit 25 Jahren. Ich erachte mich selbst als „gesund", da ich keine schweren Krankheiten hatte, und ich habe auch kein Übergewicht. Ich habe aber ständig überall Schmerzen und hatte ziemliche Angst vor dem Älterwerden, weil ich dachte, dass die Schmerzen dann nur noch schlimmer würden.

Im Mai 2001 brach ich mir einen Arm, als ich beim Rückwärtsgehen am Strand über einen Holzbalken fiel. Der Arm heilte gut und schnell, aber seit dieser Verletzung habe ich immer Probleme mit meinem Handgelenk. Die Diagnose meines Chiropraktikers und des Arztes, der meinen Armbruch versorgt hatte, lautet: Karpaltunnelsyndrom im rechten Handgelenk und Quervain-Krankheit im linken Handgelenk. Die Suche nach Hilfe war ziemlich kostspielig und auch das Tragen der Handstützbänder und die Einnahme von *Ibuprofen* in hohen Dosen, wie vom Arzt verschrieben, brachte keine Linderung. Etwas Linderung verschaffte mir der Chiropraktiker durch das Richten meiner Handgelenke, aber auch das half nur vorübergehend.

Als ich Ihr Buch erhielt, fing ich sofort an darin zu lesen, um herauszufinden, wie viel Wasser man trinken soll und wann man es trinken soll. Ich konnte die Antwort nicht gleich vorne finden, stellte mir aber schließlich mein „Trinkprogramm" zusammen, als ich zum Ende des Buches kam, und schrieb es mir auf. Mein Mann sagt, ich sei auf einem „Wassertrip", wenn ich andere Leute frage, ob sie genug Wasser trinken; aber sogar er hat angefangen, das „Trinkprogramm" zu befolgen, und es geht ihm jeden Tag besser.

Inzwischen fühle auch ich mich erheblich besser. Ich kann sogar sagen, dass ich mich darauf freue, auch im Alter meinen Charme nicht zu verlieren, wie ich hoffe! Ich habe mehr Energie, meine Gelenke, mein Rücken und mein Nacken fühlen sich deutlich besser an und mein Chiropraktiker sagt, dass er bei meinen monatlichen Sitzungen zum Richten die positiven Veränderungen spüre. Ich habe zwar ganz gelegentlich noch Beschwerden in meinen Handgelenken, aber die Schmerzen haben aufgehört. Es ist leicht, die Schmerzen zu vergessen, wenn sie einmal weg sind, aber ich kann Ihnen versichern, dass ich oft geweint habe, wenn mir meine Handgelenke so wehtaten, dass ich mich völlig hilflos fühlte. Diese Schmerzen sind fort!!!

Ich werde auch in Zukunft allen, die ich erreiche, sagen, dass sie mehr Wasser trinken sollen und warum; übrigens bin ich erst 57 Jahre alt. Nach Jahren mit Hormonersatztherapie (wegen Wechseljahrsbeschwerden), die ich dann gegen den Rat meines Arztes abgebrochen habe, stelle ich fest, dass ich heute klarer denken kann; rückblickend finde ich, dass mein Kopf lange Zeit „benebelt" war. Aber seit ich nun regelmäßig Wasser trinke (seit etwa vier Monaten), habe ich einen klaren Kopf und auch viel mehr Energie.

Ihre Forschung hat mir sehr geholfen und Ihre Lösung ist so einfach und einleuchtend. Ich glaube, dass Gott den Menschen und das Wasser geschaffen hat. … Er gab uns Wasser, weil wir es brauchen!

L. R.

* * *

Herzanfälle – Schmerzen im Brustkorb – Schlafstörungen – Gedächtnisschwund – Harnverhaltung – Sehstörungen

Im Frühjahr 1991 hörte ich zum ersten Mal von der Bedeutung des Wassers als Heilmittel. Ein halbes Jahr vorher hatte ich zwei Herzanfälle erlitten und mich einer Angioplastie unterziehen müssen. Nach der Operation erhielt ich zur Genesung hohe Dosen an Calcium, Betablockern, *Aspirin* für Kinder, *Nitroglyzerin* (bei Schmerzen) und Cholesterin senkende Medikamente. Die Angiographie vor der Angioplastie hatte ergeben, dass eine meiner Herzarterien zu 97 Prozent durch Cholesterinablagerungen verlegt war. Man sagte mir auch, dass mein Herz geschädigt worden sei.

Nach sechs Monaten strengen Einhaltens meines „Genesungsprogramms" stellte ich fest, dass mein Zustand sich zügig verschlimmerte, und zwar in einem solchen Maß, dass mir die Schmerzen im linken Arm, im Rücken und im Brustkorb Schlafstörungen verursachten. Dieselben Schmerzen traten während meiner täglichen Spaziergänge auf. Ich sah in meinen Vorstellungen schon, wie ich mich zum festgesetzten Nachsorgetermin einer Bypassoperation würde unterziehen müssen. Mittlerweile litt ich auch unter erheblichen Nebenwirkungen meiner Medikamente: durch meine Prostata ausgelöste Harnverhaltung sowie Sehstörungen und Gedächtnisschwund.

Meine Rehabilitation über die Ernährungsweise begann ich mit dem Trinken von sechs bis acht 250-ml-Gläsern Wasser täglich über einen Zeitraum von drei Tagen. Mir wurde gesagt, dass ich das Wasser eine halbe Stunden *vor* meinen täglichen Mahlzeiten trinken solle. Ich nahm weniger Tabletten gegen Cholesterin sowie weniger *Aspirin* und *Nitroglyzerin*. Außerdem begann ich Orangensaft zu trinken und wieder Salz zu verwenden (ich hatte eine salzfreie Diät eingehalten). Nach den ersten drei Tagen fühlte ich mich besser. Nach drei Wochen, in denen ich Calcium und Betablocker schrittweise absetzte, stellte ich einige sehr positive Veränderungen fest. Sobald Schmerzen auftraten, trank ich Wasser und die Schmerzen wurden umgehend gelindert. Meine Ernährungsweise blieb gleich: ... Obst, Gemüse, Huhn, Fisch, Orangensaft und Möhrensaft. Ich wurde aufgefordert, meine Ernährung um Quark und Linsensuppe zu ergänzen, um mehr Tryptophan zu bekommen.

Dr. Batmanghelidj forderte mich auf, täglich zweimal 1 Stunde lang spazieren zu gehen (3 bis 4 Kilometer pro Stunde). Nach zwei Monaten hatte ich keine Schmerzen mehr, noch nicht einmal bei starken Steigungen. Nach fünf Monaten steigerte ich meine Spaziergänge auf zwei Stunden und meine Geschwindigkeit auf 6 Kilometer pro Stunde. Es trat kein Gefühl der Beengtheit auf und meine Energie hatte sich verdoppelt. Mein Erinnerungsvermögen hatte sich erheblich verbessert und mein Sehvermögen war wieder normal.

Im Oktober 1991 führte man eine Reihe Laboruntersuchungen und klinische Untersuchungen durch (darunter Röntgenaufnahmen, Ultraschall, Echokardiogramm und Elektrokardiogramm), um den Zustand meines Herzens zu beurteilen. Die Tests ergaben, dass mein Herz seinen Normalzustand wieder gefunden hatte, und ich brauchte keinerlei Medikamente, um mit meinem Tagesablauf zurechtzukommen. Mein Arzt konnte nicht glauben, auf welche einfache Weise alle diese Veränderungen herbeigeführt worden waren. Danke!

J. O. F.

Kommentar: Die Genesung von J. O. war derart dramatisch, dass er mich bat, diesen Brief in einem meiner Bücher unter seinem vollständigen Namen mit Anschrift und Telefonnummer zu veröffentlichen, damit er als Ratgeber für Menschen erreichbar wäre, die an Stelle chirurgischer Verfahren die „Wasserkur" durchführen möchten. So tat ich das zunächst auch. Er wurde mit Telefonanrufen überschüttet. Er hat viele Menschen dazu gebracht, die „Wasserkur" anzuwenden und eine bessere Gesundheit zu erlangen. Die Leute haben ihn zu jeder Tages- und Nachtzeit angerufen, ohne dabei auf ihn Rücksicht zu nehmen. Schließlich musste er seine Telefonnummer wechseln. Zuletzt musste er sogar umziehen, um Ruhe zu finden. In der Zeit, in der Kontakt zu ihm möglich war, ging es ihm gut und er hatte keinerlei Symptome. Auf Grund der Erfahrung von J. O. F., werden in diesem Buch Namen, Anschrift und Telefonnummer der Briefverfasser nicht mehr angegeben.

* * *

Massive Herzanfälle – Herzmuskelschäden

Ich fühle mich verpflichtet Ihnen zu schreiben, um meine Dankbarkeit auszudrücken. Die in Ihrer Publikation *Wasser – die gesunde Lösung* vermittelten Informationen haben mir das Leben gerettet und mir möglich gemacht, Herzmuskelschäden zu „reparieren", von denen es hieß, sie seien irreversibel. Dank einer ausreichenden Wasserzufuhr bin ich völlig genesen und führe wieder ein ausgefülltes, aktives Leben. Bitte lassen Sie andere an meiner Geschichte Teil haben, damit auch sie erfahren, dass vollständige Genesung kein Traum ist!

Ich bin Heilpraktiker und Ernährungsberater. Ich bin 49 Jahre alt, wohne mit meiner Familie in Brooklyn, New York, und bin Inhaber und Leiter einer Klinik für ganzheitliche integrative Gesundheit.

Ich bin in Kiew, Sowjetunion, geboren und aufgewachsen und erhielt meinen Magistergrad in Biochemie von der Universität Kiew im Jahr 1972. Meine Familie immigrierte 1979 in die Vereinigten Staaten.

1985, im Alter von 33 Jahren, erlitt ich einen massiven Herzanfall. In diesem Moment wusste ich, dass ich meine Abstammung nicht verleugnen konnte. Mein Vater erlitt eine ganze Reihe von Herzanfällen, von denen der dritte im Alter von 61 Jahren tödlich endete. Mein Bruder hatte mit 36 Jahren schon einen Herzanfall und der zweite Anfall im Alter von 43 Jahren endete tödlich. Ich wurde ohne Umschweife mit meinem Schicksal konfrontiert.

Ich konsultierte sämtliche in Frage kommenden klassischen medizinischen Fachleute, die mir aber nur die unmittelbare Ursache, verschlossene Arterien, aufzeigen konnten. Es wurde mir weder ein Hilfsmittel noch eine angemessene Erklärung geboten. Ich war ein junger Mann und war früher Ringkämpfer im Rang eines Champion sowie viele Jahre im aktiven Militärdienst gewesen. Ich hielt meine körperliche Verfassung für ausgezeichnet. Ich ließ die Erklärung durch genetische Ursachen außen vor und machte mich auf die Suche nach Antworten.

Diese Suche schien in einer Sackgasse zu enden, als ich im März 1997 erneut einen massiven Herzanfall erlitt. Zu diesem Zeitpunkt teilte man mir mit, dass mehr als 44 Prozent meines Herzmuskels geschädigt und die Prognose für eine vollständige Wiederherstellung vernachlässigbar gering seien.

Als ich mich nach und nach wieder erholte, unsicherer als jemals zuvor, ob ich eine Lösung für mein Dilemma finden würde, gab mir ein Freund ein Exemplar Ihres Buches *Wasser – die gesunde Lösung*. Dieses Buch sollte mir das Leben retten!

In diesem Buch wird die Hypothese aufgestellt, dass anhaltender schwerer Wassermangel zur Brüchigkeit der großen Koronararterien führen kann. Die daraus folgende Ablagerung von Cholesterin in den Innenwänden der Arterien ist dann der natürliche Versuch des Körpers, die Arterien vor weiteren Schäden zu schützen. Unglücklicherweise behinderten in meinem Fall diese Ablagerungen auch den Blutstrom so stark, dass es zu zwei Herzinfarkten kam.

Umgehend durchgeführte Untersuchungen ergaben, dass ich in der Tat unter einem schweren Wassermangel litt. Jetzt ging meine Suche gezielter weiter, da ich meinen Zustand des anhaltenden Wassermangels, der zu diesen Herzanfällen geführt hatte, bessern und irgendwie meinen geschädigten Herzmuskel wieder aufbauen wollte.

Diese Anstrengungen, den chronischen Wassermangel zu beheben, führten mich zum Verständnis der lebenswichtigen Rolle, die eine angemessene Wasserzufuhr in unserem Biosystem spielt. Eine Rolle, die es meinem Herzmuskel langsam und allmählich ermöglichte, sich sogar nach zwei schweren Herzanfällen und der Prognose eines irreversiblen Schadens wieder aufzubauen.

Ich freue mich Ihnen mitteilen zu können, dass ich lebe, gesund und ausreichend mit Wasser versorgt bin und meinen Beruf als Heiler mit neuem Enthusiasmus und neuer Kraft ausübe.

Dr. O. Y.

Kommentar: Ich lernte Dr. Y. bei einer Konferenz in Arizona kennen. Bis er mir seine Geschichte erzählte, wusste ich nicht, dass er zwei massive Herzanfälle erlitten hatte. Als ich ihn kennen lernte, war er aktiv, lebhaft und voll fröhlichen Enthusiasmus' für sein neu entdecktes natürliches Heilmittel, das Wasser. Er war derjenige, auf dessen Initiative die Konferenz und meine Einladung als Vortragender zurückzuführen waren.

* * *

Reizkolon – Magenschmerzen – Sodbrennen

Kurz nachdem mein Mann und ich 1987 in die Wüste in Tucson, Arizona, gezogen waren, fing er an, über Magenschmerzen zu klagen. Natürlich suchten wir einen Arzt auf, der auch gleich eine Antwort hatte, nämlich: Reizkolon. Ich bin sicher, dass mein Mann Medikamente verordnet bekam, aber da das Ganze 12 Jahre her ist, kann ich mich nicht erinnern, was es war, sondern nur daran, dass es jedenfalls nicht geholfen hat. Er beklagte sich weiter bei dem Arzt und nach Untersuchungen der Bauchgegend und des Dickdarms, die nichts Ungewöhnliches ergaben, hieß es, dass spiele sich alles nur in seinem Kopf ab.

Um diese lange Geschichte abzukürzen: Anfang 1999 waren die Schmerzen derart stark, dass er nicht mehr essen konnte und bis auf 50 Kilogramm abmagerte. Die Ärzte, darunter auch Fachärzte, stellten weiterhin dieselbe Diagnose und gaben ihm Medikamente gegen den Stress. Schließlich waren die Schmerzen so schlimm, dass mein Mann mich bat, ihn ins Krankenhaus zu bringen. Da ich wusste, dass man dort wahrscheinlich invasive Untersuchungen machen würde, die manche Menschen nicht überleben, rief ich einen befreundeten Ernährungsberater an, der mir sagte, dass ich meinem Mann innerhalb von 20 Minuten zwei Gläser Wasser zu trinken geben sollte und – falls die Schmerzen anhielten – noch ein drittes Glas.

Das wirkte! Ich musste ihm das dritte Glas Wasser gar nicht mehr geben. Mein Mann, der ausgesprochen skeptisch ist, war überzeugt. Sobald wieder Schmerzen auftreten, weiß er, dass er an diesem Tag nicht genug Wasser getrunken hat. Und nicht nur die Schmerzen sind verschwunden, sondern auch das Sodbrennen. Ich erzähle meiner Familie, Freunden und jedem, der mir begegnet, von der Wasserkur und vielen dieser Menschen hat sie auch schon geholfen.

M. G.

* * *

Rückenschmerzen – Hüftgelenkschmerzen

Unser Gespräch heute Morgen hat mich sehr viel weitergebracht. Danke, dass Sie sich die Zeit genommen haben, auf meine Fragen einzugehen. Wie ich Ihnen erzählte, begann ich vor etwa einem Jahr täglich 2 bis 3 Liter Wasser zu trinken. Bis dahin hatte ich höchstens etwa 2 bis 3 Gläser Wasser pro Tag getrunken, dafür aber 4 bis 5 Tassen Kaffee.

Im Februar 1996 traten meine Hauptbeschwerden wieder auf: Schmerzen im unteren Rücken und im Hüftgelenk. Außerdem schmerzten mich meine Fingergelenke. Im Laufe der Jahre war ich wegen meines Rückens bei zahllosen Ärzten. Auch bei gesunder Ernährung und täglichen Dehnübungen hatte ich mehrmals jährlich ernsthafte Probleme mit dem Rücken. Jedes Mal hatte ich dann wochenlang Schmerzen, bis alles wieder normal wurde.

Nachdem ich mehrere Monate lang täglich 8 Gläser Wasser (à 250 ml) getrunken hatte, fühlte ich mich wieder fit. Einmal lieferte ein Lastwagen Blocksteine an – ungefähr 3 Tonnen. Die Steine, von denen jeder einzelne etwa 45 Kilo wog, waren auf dem Rasen abgeladen worden. Ich hatte vor, mir Hilfe zu holen, um einen Fahrweg mit ihnen zu pflastern, aber aus irgendeinem Grund beschloss ich, es alleine zu versuchen. Normalerweise achte ich sehr darauf, wie ich etwas hochhebe – aus der Hocke heraus mit geradem Rücken. Diesmal ignorierte ich diese klassische Methode unbekümmert und hob jeden Stein gebückt auf, wie ich das vor 30 Jahren auch gemacht hätte. Irgendetwas in meinem Inneren ermunterte mich dazu – es war fast wie ein Testlauf. In zwei Stunden war ich mit der Arbeit fertig. Am nächsten Tag fühlte ich mich ein bisschen steif, aber die befürchteten Rückenprobleme traten nicht auf. Irgendwie hatte ich gewusst, dass das so sein würde.

Das ist seit 20 Jahren das erste Jahr ohne Rückenschmerzen. Ich bin 64 und freue mich riesig. Die Schmerzen in meinem Hüftgelenk und in den Fingergelenken sind ebenfalls verschwunden. Und ich habe einen guten Geruchssinn, besser als jemals zuvor.

Ich nutze jede Gelegenheit, anderen von diesem „Wassergeheimnis" zu erzählen. Aber leider kann ich sie nicht überzeugen. Die meisten reagieren skeptisch, als ob sie sagen wollten: Wie kann eine kostenlose Sache zu solchen Ergebnissen führen? Meistens weiß ich, dass die Leute, mit denen ich darüber spreche, neugierig werden und ein bisschen herumexperimentieren werden, aber niemals ganz ernsthaft ihre Gewohnheiten so ändern werden, wie es für einen Erfolg nötig wäre.

Sie, Dr. B., leisten einen wertvollen Dienst mit Ihrem unermüdlichen Einsatz für gesunden Menschenverstand in der Medizin. Wie wahr ist es doch, dass die einfachsten Mittel oft die erfolgreichsten sind, wenn wir ihnen genug vertrauen und sie mit dem nötigen Durchhaltevermögen anwenden. Alles Gute,

L. R. (Neuseeland)

* * *

Wirbelsäulenbeschwerden – (Kopf-) Schmerzen – übermäßige Hornhautbildung

Jahrelang litt ich unter schmerzhaften Verspannungen im gesamten Wirbelsäulenbereich. Hinzu kamen wechselseitige Kopfschmerzen mit Sehtrübung, Druckempfindlichkeit an den Handinnenflächen und den Fußsohlen, Schmerzen im Ellenbogenbereich und an den Oberschenkeln bis über die Knie und übermäßige Hornhautbildung an den Füßen. Trotz Bewegungstherapien verschiedenster Art wurde meine Wirbelsäule immer steifer, mit zunehmenden Knackgeräuschen und Blockaden. Chiropraktische Eingriffe, Kuren, Berufswechsel erbrachten keine Besserung. Die Ärzte empfahlen mir: eine spezielle

Halsstütze für die Nachtruhe, eine Lendenstütze, Schwimmen, gezieltes Krafttraining, ggf. *Diclofenac* – nichts half.

Vor fünf Monaten las ich ihr Buch *Wasser – die gesunde Lösung*. Seitdem halte ich mich konsequent an alle darin aufgeführten Empfehlungen. Schon nach zwei Wochen konnte ich eine deutliche Besserung spüren. Ich benötige jetzt keine Medikamente mehr, ich schlafe besser, die Verhornung an den Füßen ist zurückgegangen, ich habe keine Bewegungseinschränkungen mehr und ich fühle mich vitaler als je zuvor.

Verehrter Dr. Batmanghelidj, meinen Dank für die wertvollen Empfehlungen, die mir wieder Freude am Leben gegeben haben.

B. R. (Deutschland)

* * *

Rückenschmerzen

Seit einem Sportunfall während der Schulzeit hatte ich immer unter Rückenschmerzen zu leiden. In den darauf folgenden Jahren musste ich mich sehr häufig chiropraktisch behandeln lassen, um weiter arbeiten zu können.

In den letzten zehn Jahren musste ich mich regelmäßig *einmal im Monat* chiropraktisch behandeln lassen und im letzten Sommer hatte ich solche Ischiasschmerzen, dass eine *wöchentliche* Behandlung nötig war, die das Problem aber auch nicht ganz aus der Welt schaffen konnte. Nachdem ich Ihr Buch *Wasser – die gesunde Lösung* gelesen hatte, begann ich, täglich 8 bis 10 Gläser Quellwasser von sehr guter Qualität zu trinken und dazu mindestens einen halben Teelöffel Salz einzunehmen. Seit Dezember 1993 kann ich nun ohne Humpeln und ohne Schmerzen laufen und in den letzten acht Monaten brauchte ich nicht mehr zum Chiropraktiker zu gehen.

Es wäre natürlich übertrieben zu sagen, dass mein 75 Jahre alter, degenerierter Rücken „so gut wie neu“ sei, aber die Besserung und die Fähigkeit, ohne Schmerzen zu laufen, ist wirklich bemerkenswert.

B. H. A.

* * *

Schulter-, Rücken- und Nackenschmerzen – Übergewicht

Ich beziehe mich mit diesem Brief auf das Buch *Wasser – die gesunde Lösung*, das ich im Juli 1996 bei Ihnen bestellt habe. Ich bin wirklich erstaunt über die Wirkung, die das tägliche Trinken einer größeren Menge an Wasser bei mir hatte.

Mit 1 Liter täglich dachte ich eigentlich genügend Wasser zu trinken. Aber nachdem ich Ihr Buch gelesen hatte, steigerte ich die Wassermenge von 1 auf 3 Liter täglich (manchmal auch mehr, wegen sportlicher Betätigung). Der Nutzen, den ich daraus gezogen habe, lässt sich kaum mit Worten beschreiben:

- Meine Schulter-, Rücken- und Nackenschmerzen, von denen meine Ärzte meinten, ich müsse mich wohl für den Rest meines Lebens damit abfinden, sind völlig verschwunden.
- Ich habe abgenommen.
- Meine Haut „strahlt" förmlich und sieht äußerst frisch aus.

Ich könnte noch lange weiterschreiben, aber ich wollte Sie nur wissen lassen, dass ich sehr froh bin, von Ihrem Buch erfahren zu haben; und das nicht nur für mich, denn ich habe die Information an viele andere Menschen weitergegeben, die jetzt auch mehr Wasser trinken.

R. B. F.

* * *

Nackenschmerzen – Rückenschmerzen – Gelenkschmerzen

Kürzlich empfahl mir meine Chiropraktikerin, Ihr Buch zu lesen und mir Ihre Kassetten anzuhören. Ich mache Ihre Wasserkur jetzt seit vier Monaten und würde Ihnen gerne von meinen Fortschritten berichten.

In den ersten 48 Jahren meines Lebens habe ich nur 1 oder 2 Gläser Wasser pro Woche (!) getrunken. Ich habe zwar fast mein ganzes Leben davon reden gehört, dass man 8 Gläser Wasser pro Tag trinken sollte, habe diese Information aber nie ernst genommen. Mir schienen 8 Gläser Wasser eine übertrieben große Menge zu sein. Vor ungefähr drei Jahren begann ich damit, gezielt Nahrungsmittelergänzungen einzunehmen, und fing auch an, mehr Wasser zu trinken. Ich *versuchte* zumindest, 8 Gläser Wasser täglich zu trinken – für mich schon ein riesiger Fortschritt. Ich merkte, dass 4 bis 6 Gläser täglich meinem Körper gut bekamen und dass ich mich nicht zu 8 bis 10 Gläsern zwingen müsste. Während der Phase, in der ich mich mit 4 bis 6 Gläsern täglich begnügte, verschwanden meine Probleme mit Verstopfung und Hämorrhoiden.

Seit ich einen Autounfall hatte, leide ich an Nacken- und Rückenschmerzen. Die Schmerzen sind nicht sehr stark und ich habe eine ausgezeichnete Chiropraktikerin, die mir zu einem ziemlich schmerzfreien Leben verhilft. Allerdings litt ich früher an den meisten Tagen an Nackensteifigkeit und seit einiger Zeit auch an Gelenkschmerzen. Auch diese Schmerzen waren nicht stark, aber ich begann mir Sorgen zu machen, wie stark wohl die Schmerzen sein würden, wenn ich erst mal 60 oder älter wäre. Ich ernähre mich gut und nehme regelmäßig meine Nahrungsergänzungsmittel. Glücklicherweise hat mich meine Chiropraktikerin immer wieder an die Bedeutung des Wassertrinkens erinnert. Sie hat mir sogar einmal Ihr Buch geliehen, aber da habe ich „es immer noch nicht begriffen". Schließlich lieh sie mir Ihre Kassetten aus und jetzt kann ich sagen, dass ich es wirklich gründlich begriffen habe!

Ich begann, täglich konsequent 8 Gläser Wasser zu trinken. Nach einigen Tagen ließen meine Gelenkschmerzen in beiden Ellenbogen und im linken Knie nach. Nach etwa vier oder fünf Tagen hatte ich das, was ich einen Nasennebenhöhlen-Anfall nenne und was ich schon immer hatte: Ich fange dann immer an zu niesen, kann nicht mehr durch die Nase atmen, meine Nebenhöhlen schwellen an, ich habe in der ganzen Nase fürchterlichen Juckreiz, ich fühle mich insgesamt krank und bin für vier bis fünf Tage bettlägerig. Manchmal entwickelt sich daraus eine Infektion der Nasennebenhöhlen und ich muss Antibiotika nehmen. Ich versuche, das zu vermeiden, weil ich glaube, dass Antibiotika sehr schlecht für den Körper sind.

Ich dachte über das nach, was Sie auf Ihren Kassetten gesagt hatten, und begann, noch mehr Wasser zu trinken, obwohl ich schon bei 2 Litern pro Tag lag. Jedes Mal, wenn meine Nase anfing zu jucken, so als ob ich niesen müsste, trank ich ein Glas Wasser. Das Wasser schien einem Niesanfall vorzubeugen. Während solcher Anfälle kann ich nicht schlafen. Ich kann nicht richtig atmen, bin insgesamt unruhig und fühle mich elend. Deshalb lag ich auf dem Sofa und hoffte, dass mich das Fernsehen ablenken würde. Gegen 1 Uhr morgens wachte ich auf und stellte erstaunt fest, dass ich eingeschlafen war. Es wurde mir klar, dass ich gegen 23 Uhr eingeschlafen sein musste – das war nur möglich geworden, weil ich sehr viel besser atmen konnte. Ich ging ins Bett und als ich am nächsten Morgen aufwachte, hatte ich keine gesundheitlichen Probleme mehr! Ich kann Ihnen nicht sagen, wie aufregend diese Erfahrung für mich war.

Nach vier Wochen waren die Gelenkschmerzen in meinen Ellenbogen und in meinem Knie zu 80 Prozent verschwunden und meinem unteren Rücken, mit dem ich auch etwa ein halbes Jahr lang größere Probleme gehabt hatte, ging es ebenfalls zu etwa 80 Prozent besser. An den Fingernägeln habe ich keine Pilzinfektionen mehr, mit denen ich mich jahrelang herumgeschlagen hatte.

Vielen Dank für Ihre wertvollen Informationen. Sie haben mein Leben in vielfacher Hinsicht verändert. Ich habe jetzt nur noch sehr leichte Nackenschmerzen, keine Gelenkschmerzen, keine Hämorrhoiden, keine Schmerzen mehr im unteren Rücken, meine Haut sieht besser aus, ich leide nicht mehr an trockenen Augen, ich hatte das ganze Frühjahr und den ganzen Sommer über keine Allergien, meine Verstopfung ist verschwunden und meine Fingernägel sehen phantastisch aus!

K. K.

* * *

Knieverletzung – lateraler Meniskusriss

An Ihrem Seminar im W.-K.-Krankenhaus habe ich mit großem Interesse teilgenommen – es war der interessanteste Abend, den ich seit langem erlebt hatte. In der Fragestunde erklärte ich Ihnen mein Problem mit einer Knieverletzung – mit diesem Brief möchte ich die Angelegenheit und meine Einstellung dazu etwas ausführlicher erklären.

Im Oktober 1993 verletzte ich mich beim Tennisspielen am linken Knie. Ich hörte einen kleinen „Knall“ und ein Zischen und dann konnte ich das Knie nicht mehr beugen. Zum Glück fiel ich nicht hin, sondern konnte mich am Netz festhalten. Unter Schmerzen humpelte ich mühsam zu meinem Wagen und fuhr zu meinem Chiropraktiker, weil ich dachte, er könne mir vielleicht helfen. Er bearbeitete das Knie mehr als eine Stunde lang mit Ultraschall, aber ich fühlte keine Besserung. Wegen großer Schwierigkeiten vor allem beim Ein- und Auszusteigen kam ich erst am Abend endlich nach Hause. Ich humpelte ins Bett, nahm *Excedrin* gegen die Schmerzen und versuchte zu schlafen – ohne viel Erfolg.

Am nächsten Morgen hatte ich noch stärkere Schmerzen, so dass mein Mann mich zur Untersuchung und – wie wir annahmen – zur Arthroskopie ins „Kniezentrum" des W.-K.-Krankenhauses brachte. Dr. Cooper schickte mich ins MRI-Zentrum zwecks Diagnose, die auf Korbhenkelriss im lateralen Meniskus lautete. Dr. Cooper meinte, dass ein chirurgischer Eingriff auf Grund der zahlreichen möglichen Komplikationen nur im Extremfall in Betracht gezogen werden solle. Er riet mir, möglichst wenig auf den Beinen zu bleiben, erlaubte mir aber, arbeiten zu gehen und einfache Arbeiten im Haus zu verrichten.

Solange ich das linke Knie gerade hielt, hatte ich keine starken Schmerzen, aber deswegen habe ich Monate lang gehumpelt und bin Monate lang nur langsam, Stufe für Stufe die Treppen hinauf- und hinuntergegangen. Drei Monate später spielte ich wieder ein bisschen Tennis, konnte aber nicht laufen. Nach dem Tennisspielen musste ich mein Knie wegen der Schmerzen eine halbe Stunde lang mit Eisumschlägen kühlen. Der Arzt verschrieb mir zwei Wochen Krankengymnastik, die ein wenig half. Nach etwa vier Monaten traute ich mich beim Tennisspielen wieder vorsichtig ein paar Schritte zu laufen. Ich konnte die meisten Aktivitäten ausführen, spürte aber beim Laufen oft einen stechenden Schmerz seitlich in meinem Knie. Gott sei Dank weiß sich der Körper ja instinktiv zu helfen, und wenn ich meinen Fuß vier- bis fünfmal bis in Kniehöhe anhob, hörten die Schmerzen wieder auf. Zu diesem Zeitpunkt war ich glücklich, etwas gefunden zu haben, was mir Linderung bei – wie ich dachte – chronischen Knieschmerzen verschaffen würde.

Meine Behandlung wurde das ganze Jahr 1994 über fortgesetzt. Im Januar 1995 las ich in der Metro einen Artikel über die heilende Wirkung des Wassertrinkens. Ich kaufte mir Ihr Buch *Wasser – die gesunde Lösung* und hatte den Eindruck, dass das Sinn machte. Auf Seite 54 in diesem Buch gibt es eine vergleichende Darstellung eines ausreichend und eines nicht ausreichend mit Wasser versorgten Gelenks. Und obwohl ich ungefähr 2 Liter Wasser pro Tag trank, dachte ich, dass meine Knieschmerzen wahrscheinlich darauf zurückzuführen seien, dass der Knorpel im Knie immer noch nicht genug Wasser hatte, da er dünner und etwas spröde war und dazu neigte, bei bestimmten Bewegungen des Knies zwischen den Knochen eingeklemmt zu werden. Also beschloss ich, meine Wasseraufnahme auf 3 Liter pro Tag zu steigern. Nach mehreren Wochen erhöhter Wasseraufnahme konnte ich wieder laufen. Ich kann sogar ohne Schmerzen in die Hocke gehen und es ist toll, ein kraftvolles Tennismatch ohne Angst vor Schmerzen spielen zu können, und das einzig und alleine auf Grund Ihrer Wasserkur.

Ich bin fest davon überzeugt, dass Wasser, die richtige Ernährung, körperliche Betätigung, Frischluft, eine positive mitmenschliche Einstellung und natürliches Tageslicht und Sonnenlicht die wirksamsten Mittel für eine gute Gesundheit sind – und sie sind kostenlos! Die einzige Nebenwirkung ist ein Gefühl von Erfüllung und Wohlbefinden. Ich danke für Ihre Hilfe und ich hoffe, dass dieser Brief anderen weiterhelfen kann.

E. D.

* * *

Harninkontinenz

Eines Tages im Juni 1999 musste ich die Arbeit frühzeitig verlassen, weil die Schmerzen in meinem Knie unerträglich wurden. (Es handelte sich um eine alte Wunde, die vor Jahren von einem Chiropraktiker verursacht wurde und an der ich jetzt wieder eine Prellung hatte.) Ich lag viel im Bett, weil Laufen zu schmerzvoll war.

Zu meinem Glück bekam ich Ihr Buch (*Wasser – die gesunde Lösung*) und Ihre Kassetten geschenkt. Von da an nahm ich mehr Wasser und Salz zu mir. Anfang Juli beschloss ich, versuchsweise einen Spaziergang um den Häuserblock zu machen. Ich schaffte es und lief am Tag darauf bereits sechs Straßen weit! Wieder einen Tag später fuhr ich sieben Stunden Auto, mit nur zwei Fahrtunterbrechungen (um eine Toilette aufzusuchen; ich habe eine äußerst schwache Blase und nahm mir Wäsche zum Wechseln mit, da ich überzeugt war, ich würde sie brauchen). Ich kam am Ziel an, ohne dass meine Wäsche auch nur durch einen einzigen Tropfen verschmutzt gewesen wäre, und zum ersten Mal in meinem Leben war ich nicht müde und ging sogar vor dem Schlafen noch etwas spazieren.

Ich war sehr mager und konnte vieles nicht essen. Plötzlich esse ich Dinge, die ich schon seit Jahren nicht mehr hatte anrühren können (Pfirsiche, Melonen, Tomaten, Gurken, Ananas und sogar Süßigkeiten), die ich jetzt aber ohne irgendwelche Nebenwirkungen genießen kann.

Ich hatte seit Jahren *nichts anderes als Wasser getrunken, aber kein Salz zu mir genommen.* Ein schwerer Fehler! Meine Muskeln und viele andere Teile meines Körpers schrieen geradezu danach.

Ich habe immer noch Probleme mit Sport, aber ich lerne auf meinen Körper zu hören und hoffe, dass ich eines Tages keine Blähungen, Verdauungsstörungen, Schwellungen, Kreislaufprobleme oder Allergien mehr haben werde.

Ich kann wahrheitsgemäß sagen, dass ich mich an den meisten Tagen so gut fühle wie seit Jahren nicht mehr, und ich kann Ihnen gar nicht genug für Ihre Hilfe danken.

D. R.

* * *

Rheumatische Schultergelenkbeschwerden

Vor sechs Monaten bekam ich von einem Freund, den ich rund 20 Jahre nicht mehr gesehen hatte, das Umlernbuch *Wasser – die gesunde Lösung* geschenkt. Seitdem trinke ich regelmäßig die empfohlene Wassermenge.

Seit mindestens 10 Jahren habe (nein: hatte!) ich rheumatische, zum Teil sehr schmerzhafte Beschwerden in meinen beiden Schultergelenken, insbesondere während der nasskalten Jahreszeit. Wegen dieser Probleme hatte ich schon zahlreiche Arzttermine, bei denen ich manchmal eine Spritze ins Schultergelenk bekam. Außerdem war ich gezwungen während der kalten Jahreszeit, insbesondere nachts, Angoraschulterwärmer zu tragen.

Seit nunmehr ungefähr vier Monaten geht es mir diesbezüglich wesentlich besser. Ich würde sagen, meine Schultergelenkbeschwerden haben sich zu 80 bis 90 Prozent gebessert! Es ist wirklich unglaublich, wie eine solch simple Wassertherapie Schmerzen beseitigen kann! Da ich hiervon mittlerweile so stark überzeugt bin, habe ich dieses Buch in meinem Bekanntenkreis schon mehrfach weiterempfohlen.

W. F. (Deutschland)

* * *

Bechterew-Krankheit

Es ist nicht leicht, heute Helden zu finden, aber ich habe meinen gefunden. Ich litt an Arthritis und wurde sie los – bitte achten Sie beim Lesen meiner Geschichte auf das natürliche Mittel, das mich geheilt hat. Vielleicht finden auch Sie Ihren „Helden“.

Ich bin 58 Jahre alt, ein „weißer“ Amerikaner, und ich litt an rheumatoider Arthritis der Wirbelsäule. Die Mediziner nennen das Spondylitis ankylosans. Es ist eine schmerzhafte, entzündliche Erkrankung, die schließlich dazu führt, dass die Wirbelsäule in einer nach vorne gebeugten Haltung versteift. Diese stark invalidierende Arthritis hatte mich seit meiner Teenagerzeit geplagt und wurde 1967, als ich 30 Jahre alt war, als mein Hauptproblem diagnostiziert. Man sagte mir, dass diese Bechterew-Krankheit unheilbar sei. Man empfahl mir Übungen für den Rücken, die die Rückenmuskulatur stärken, und ein mit einer Glühbirne betriebenes Heizzelt, das die Schmerzen während der Anfälle lindern sollte. Ein Anfall kann mehrere Wochen dauern und an jeder beliebigen Stelle der Wirbelsäule auftreten. Durch längeres Bücken, schweres Tragen, Durchzug und Wetterveränderungen wurde mein schlechter Allgemeinzustand immer noch schlimmer. Da ich im Außendienst (Großhandel mit Zierfischen) arbeitete, konnte ich Dinge, die meinen arthritischen Zustand verschlimmerten, nicht vermeiden.

Nach 20 schmerzvollen Jahren konnte ich es schließlich nicht mehr aushalten. Ich verkaufte mein Geschäft und ging 1976 in den Ruhestand. Mein Zustand besserte sich etwas, da ich keine schwere Arbeit mehr machte. Schwere Anfälle an der Wirbelsäule traten ungefähr einmal im Monat auf oder jedes Mal, wenn ich etwas Schweres gehoben oder mich bei Gartenarbeiten gebückt hatte. In der Gartensaison nannte meine Schwägerin mich das „wandelnde Komma", weil ich vor allem in der Erdbeerzeit eine derart gebeugte Haltung bekam. Nach einer Stunde Erdbeerenpflücken musste ich mich mehrere Minuten mit dem Rücken auf den Boden legen, damit mein Rücken wieder gerade wurde und ich nicht zu meinem Wagen *zurückkrabbeln* musste! Während meiner Leidensjahre probierten es die Ärzte mit *Kortison* und *Aspirin*, um meine Schmerzen zu lindern, aber ohne Erfolg. Auch massive Dosen verschiedener Vitamine und Mineralien, die mir Freunde empfahlen, halfen mir nicht. Ich hatte immer die Prognose der Mayo-Klinik im Hinterkopf: Es gibt keine Heilung!

Im Februar 1995 sollte mein schmerzvoller Lebensweg dann enden. Ein Freund gab mir ein kleines Buch, in dem ein Interview mit Dr. Batmanghelidj stand. Der Arzt sprach über die Tatsache, dass zahlreiche chronische Krankheiten nichts anderes als Symptome von Wassermangel sind, oder einfacher ausgedrückt, dass die Menschen nicht genug trinken. Dr. Batmanghelidjs Behauptungen überraschten mich, weckten aber mein Interesse. Als ich seine Erklärung über die Hydraulik der Wirbelsäule las und über die Art, wie Wassermangel zu einer Kompression der Bandscheiben und damit zu Rückenschmerzen führt, beschloss ich, dieses Heilmittel auszuprobieren, weil ich – ehrlich gesagt – von teuren „Kuren" die Nase voll hatte und weil viel Wasser zu trinken eine preiswerte Art war, Erfahrungen mit diesem Heilmittel zu machen.

Sie können mir glauben, dass es nicht einfach war, jeden Tag die erforderliche Menge Wasser zu trinken. Tatsächlich trank ich bis dahin nur äußerst selten ein Glas reines Wasser. Ich habe immer lieber Kaffee, Tee oder Coca-Cola getrunken. Innerhalb eines Monats nach Beginn der Wassertrinkkur war ich frei von sämtlichen Symptomen und fing an zu glauben, dass Dr. Batmanghelidj Recht hatte! Inzwischen sind 14 Monate vergangen, seit ich mit der Wasserbehandlung angefangen habe. Ich hatte keinen Rückfall, bin schmerzfrei und habe allmählich wieder Freude am Leben. Es ist jetzt ein großartiges Gefühl, am Leben zu sein, und vielleicht kann ich ja sogar wieder arbeiten gehen.

Ich danke Gott für die Informationen von Dr. Batmanghelidj und für sein Buch *Wasser – die gesunde Lösung*. Ich kann es wärmstens empfehlen. Es folgt hier Dr. Batmanghelidjs „Verordnung" für eine gute Gesundheit – für diejenigen, die bereit sind, etwas Natürliches und Einfaches auszuprobieren: Wenn Sie an Geschwüren, Asthma, Bluthochdruck, zu hohem Cholesterin, Rücken- und Gelenkschmerzen (Arthritis), chronischem Müdigkeitssyndrom, Brustkrebs, Impotenz, Übergewicht, Stress oder Depressionen leiden, so probieren Sie bitte ein paar Monate lang die Wassertrinkkur und machen Sie die Erfahrung, was eine ausreichende Wasserzufuhr zu Ihrer Gesundheit beitragen kann. Dr. Batmanghelidj erinnert uns auch daran, unserer Nahrung täglich mindestens einen viertel Teelöffel Salz hinzuzufügen, damit der Körper das zusätzliche Wasser richtig verarbeiten kann. Salz spielt dabei eine wichtige Rolle.

L. P.

* * *

Vorbemerkung:

Während alle anderen Briefe nicht mit dem vollen Namen der Absender veröffentlicht werden, weil ich die Briefautoren vor einer Flut von Anrufen schützen möchte, nenne ich beim nachfolgenden Brief ausnahmsweise den vollständigen Namen, um keinen Zweifel daran aufkommen zu lassen, dass dieser Mensch wirklich existiert. Er lebt in New York und studiert derzeit chinesische Medizin. Andrew Baumans Krankengeschichte ist insofern einzigartig, als sie recht genau die Abfolge physiologischer Prozesse schildert, zu denen ständiger Wassermangel im Körper führt. Beim Lesen des Briefes werden Sie die Zusammenhänge zwischen allmählich zunehmendem Wassermangel und vielen bekannten Beschwerden und Krankheiten verstehen und – was noch viel wichtiger ist – den Zusammenhang zwischen wichtigen gesundheitlichen Problemen.

Bei Andrew äußerte sich der schon in der frühen Kindheit bestehende Wassermangel zunächst in der Form von Allergien und später als Diabetes, Asthma, Abschwächung von Immunreaktionen und in wiederholten Infektionen, bis hin zu Gefäßerkrankungen und schließlich B-Zell-Lymphom. In den festgefahrenen Bahnen der modernen Medizin musste Andrew einen Arzt nach dem anderen aufsuchen, ein Krankenhaus nach dem anderen, um eine symptomatische Behandlung seiner diversen Gesundheitsprobleme zu erhalten. Zum Schluss gehörte dazu auch die Bestrahlung mit Röntgenstrahlen, die zu ausgedehnten Verbrennungen führte. Man wollte diese Bestrahlung fortsetzen, um seine Krebszellen abzutöten, bis er schließlich eine weitere Behandlung ablehnte. Glücklicherweise wurde ihm klar, dass er wahrscheinlich eher an seiner Behandlung als an seinen diversen Gesundheitsproblemen sterben würde.

Im April 2003 erhielt ich einen freudigen Anruf von Andrew. Er hatte sich gerade umfangreichen Untersuchungen unterzogen, um festzustellen, ob er immer noch frei von Krebs sei. Er bekam ein einwandfreies Gesundheitsattest. Seine „traditionellen" Ärzte waren verblüfft und wollten wissen, wie er das geschafft habe. Offensichtlich gab es bei seiner Art von Lymphom noch keinen Fall, bei dem es nicht innerhalb von sechs Jahren zu einem Rückfall gekommen wäre. Daraufhin erklärte er seinen Ärzten einfach die Anleitung für die Wasserkur!

Ich möchte hier vorab noch erklären, warum Andrew so viele Infektionen bekam. Der wesentliche Regulator des Organismus für Wasser ist Histamin. Es ist ebenfalls ein vorrangiger Regulator für das Immunsystem. Wenn das Histamin aber mit der Regulierung des Wasserhaushalts im Organismus beschäftigt ist, unterdrückt es automatisch die Aktivität des Immunsystems auf der Ebene des Rückenmarks. Es kann gar nicht anders, weil der Wassermangel sonst zu einem ständigen Aufflackern des Immunsystems führen würde. Dies ist die natürliche Reaktion des Organismus, der damit bewirkt, dass das Immunsystem nur im Falle schwerer Infektionen gefordert wird und seine Reserven nicht für die Reaktion auf Wassermangel verschwendet werden.

Lymphom – Allergien – Asthma – Diabetes – Immunsuppression – diabetische Neuropathie

Ich heiße Andrew J. Bauman, bin 42 Jahre jung, sah aber mit 34 schon so aus, als ob ich mindestens 44 wäre, und fühlte mich auch so! Den größten Teil meines Lebens habe ich mit dem Bekämpfen von Krankheiten zugebracht, während ich mich jetzt mit neuer Kraft und Vitalität über jeden Augenblick des Lebens freue. Früher litt ich an chronischem Wassermangel, aber jetzt weiß ich besser Bescheid.

Ich bin am 29. Oktober 1956 in Taylor, Pennsylvanien in einem kleinen Krankenhaus in der Nähe von Scranton im Nordosten von

Pennsylvania geboren. Meine Eltern kümmerten sich rührend um mich und sorgten auch dafür, dass ich geimpft wurde. Ich wurde mit Babynahrung ernährt, später mit Getreideflocken und Säften, und ich bekam kleine Mengen Wasser zu trinken, wenn ich vor Kolikschmerzen schrie.

Nach meiner ersten Polioimpfung trat eine mysteriöse Lähmung von der Taille abwärts auf. Die Fachärzte standen vor einem Rätsel, diagnostizierten aber „abortive Polio". Die Lähmung verschwand genau so schnell, wie sie aufgetreten war. Als ich mit etwa 5 Jahren (im 1. Schuljahr) eine Auffrischungsimpfung mit diesem Impfstoff erhielt, trat die Lähmung wieder auf. Monatelange Krankenhausaufenthalte und Bettlägerigkeit führten dazu, dass ich übergewichtig wurde. Ich war im Wesentlichen mit Essen beschäftigt, empfing Besuch, trank Sprudel und ab und zu etwas Wasser – und schließlich verschwand die Lähmung wieder.

Zu Beginn des 3. Schuljahrs – ich war ungefähr 8 Jahre alt – litt ich bereits an Allergien. Ich hatte häufig einen trockenen Husten. Wenn ich mich in der Zeit vom Frühjahr bis zum Herbst in der Nähe frisch geschnittener Rasenflächen aufhielt, bekam ich Atembeschwerden, meine Augen brannten und tränten und ich empfand Müdigkeit. In den ersten Klassen der weiterführenden Schule führten die Allergien zu kurzen Bewusstseinsstörungen. 1979 ging ich zu einem Facharzt, der Tests durchführte und die Diagnose stellte: Allergien und Asthma. Ich war damals 23 Jahre alt. Auch das Asthma wurde mit Allergeninjektionen behandelt, aber mit der Behandlung schien alles noch schlimmer zu werden. Ich hatte immer trockene und aufgesprungene Lippen. In dieser Lebensphase trank ich täglich etwa 2 bis 4 Tassen Kaffee, außerdem noch einige Gläser Sprudel sowie etwas Tee und Alkohol. Ab und zu im Laufe des Tages trank ich auch mal ein Glas Wasser. Ich litt bis 1996 an den Allergien und an Asthma – also bis ich meine tägliche Wasseraufnahme auf etwa 3 Liter steigerte. Heute leide ich nicht mehr an Allergien oder Asthma.

Probleme mit Diabetes bekam ich mit 14 Jahren. Die Diagnose lautete: insulinabhängiger oder „juveniler" Diabetes. Zu dieser Zeit fing ich an, Diätgetränke zu trinken, darunter auch solche, die Koffein enthielten. Meine tägliche Wasseraufnahme lag immer noch bei nur 2 bis 4 Gläsern, ich trank Tee und begann mit dem Kaffeetrinken. Im Laufe der Jahre führte der Diabetes zu zahlreichen Krankenhausaufenthalten.

Mitte der achtziger Jahre litt ich an diabetischer Neuropathie, die zu Schwellungen in den Beinen führte. Nachdem eine Doppler-Radaruntersuchung offensichtlich verschlossene Beinvenen ergeben hatte, sollte ich mich einer Untersuchung meiner Beine mit Kontrastmittel unterziehen. Die Kontrastmittelinjektionen führten dazu, dass meine Venen platzten, und die Schwellungen wurden noch schlimmer. Es wurde dann die Diagnose „Veneninsuffizienz" gestellt. 1994 wurde mir gesagt, dass man meine Beine wohl innerhalb des darauf folgenden Jahres amputieren müsse.

Als ich mich darum bemühte, als Teilnehmer einer Diabetes-Studie ausgewählt zu werden, ergaben die Eingangsuntersuchungen, dass sich in der Netzhaut meiner Augen Blutgefäße gebildet hatten, die zu bluten begannen (diabetische Retinopathie). Im Laufe der darauf folgenden 15 Jahre wurde mit einer Reihe laserchirurgischer Eingriffe versucht, die undichten Gefäße zu verschließen und dem Wachstum neuer Gefäße vorzubeugen. Dadurch wurden mein Gesichtsfeld und meine Sehfähigkeit im Dunkeln eingeschränkt.

1992 trat eine gutartige Vergrößerung der Prostata auf und meine Nierenfunktion zeigte erste Anzeichen der Verschlechterung. 1993 bekam ich Potenzprobleme. 1994 suchte ich zum ersten Mal einen naturheilkundlich orientierten Arzt auf, der mir – neben der Behandlung mit alternativen Heilmitteln – dringend empfahl, mehr Wasser zu trinken. Mein täglicher Bedarf an Insulin lag damals bei 95 Einheiten.

Seit 1976 bekam ich immer mehr Probleme mit meinem Immunsystem. 1974 hatte ich die *High School* abgeschlossen und mit dem Studium begonnen. 1976 bekam ich eine Stelle als psychologische Hilfskraft, während ich gleichzeitig noch studierte. Ich lernte dann meine spätere Frau kennen und zu dieser Zeit, als wir natürlich häufig Verabredungen hatten, ich einer Vollzeitbeschäftigung nachging und parallel dazu auch noch die „Teilzeitausbildung" am College absolvierte, erkrankte ich an „infektiöser Mononukleose" (Pfeiffersches Drüsenfieber).

Meine Frau und ich heirateten 1977. Ich hatte weiter mit vielen Infektionen und Krankheiten sowie mit dem Verlust meiner Arbeitsstelle (1978) zu kämpfen. 1979, während eines meiner zu dieser Zeit häufigen Krankenhausaufenthalte, wurde erneut Mononukleose festgestellt! Die Ärzte waren felsenfest davon überzeugt, dass man diese

Krankheit nicht zweimal bekommen könne, und wandten sich an Spezialisten. Ich bekam eine Grippeimpfung und wurde entlassen – einen Tag später aber mit 40 Grad Fieber wieder aufgenommen. Es wurden mehrere Untersuchungen durchgeführt, die aber zu keinem greifbaren Ergebnis führten.

Nach zahlreichen weiteren Untersuchungen wegen starker Bauchschmerzen hieß es, bei mir habe sich eine zweite Milz gebildet, die an meiner ursprünglichen Milz angewachsen und ebenfalls funktionstüchtig sei. Im selben Jahr machte ich einen Besuch bei einem Bekannten und trank dort unpasteurisierte Milch – mit dem Ergebnis, dass ich erneut im Krankenhaus landete: mit einer bakteriellen Darminfektion. Die Diagnose lautete „Brucellose und Proteus OX-19" und ich bekam noch mehr Antibiotika.

1980 oder 1981 erkrankte ich wieder an Mononukleose und musste wieder ins Krankenhaus. Ich hatte ständig mit der richtigen Einstellung meines Diabetes zu kämpfen. Ein Spezialist für Infektionskrankheiten stellte fest, dass eine Anzahl spezifischer Antikörper gegen Fremdsubstanzen ebenfalls betroffen war. Die Ärzte meinten, dies stünde im Zusammenhang mit meinen Allergien, meinem Asthma und meinen häufigen Infektionen.

Die achtziger Jahre vergingen mit Krankenhausaufenthalten, Krankheiten, wiederholter Arbeitslosigkeit und Problemen, die durch Stress verursacht waren. In dieser Zeit wurde eine Allergie gegen Penicillin und Tetrazyklin festgestellt, ich begann an Bluthochdruck zu leiden und es wurden die folgenden weiteren Erkrankungen diagnostiziert: chronisches Müdigkeitssyndrom, lymphoide Hyperplasie (überstrapaziertes Immunsystem), Arthritis, Bursitis (Schleimbeutelentzündung), Fibromyalgie, Magenatonie (oder Refluxkrankheit) und Darmprobleme. Auch bildete sich auf der linken Seite meines Rückens ein gutartiger Tumor. Außerdem erschien ein Knoten im Bereich meiner Schilddrüse, der auf eine Vergiftung durch Blei, Kadmium und Aluminium zurückgeführt wurde – Schadstoffe, die auf einer Mülldeponie in der Nähe meines Wohnortes nachgewiesen wurden.

Ich hatte Übergewicht und litt zunehmend an Schlafapnoe. Untersuchungen ergaben, dass meine Atmung in einem Zeitraum von 6 Stunden dreihundert Mal aussetzte! Auch litt ich an Narkolepsie: Ich konnte innerhalb kürzester Zeit einschlafen. Ich unterzog mich einer

Operation, die die Schlafapnoe beheben sollte, ich trug dann einen Tracheotomietubus im Hals, um nachts atmen zu können, und ich schlief mit einem Atemgerät, das meine Luftwege offen halten sollte. Im Laufe der achtziger Jahre trank ich weiterhin nur wenige Gläser Wasser täglich, dafür aber große Mengen an Kaffee mit Saccharin und einem weiteren Süßstoff. 1987 wurde ich offiziell als „schwerbehindert" eingestuft!

1992 war ich 36 Jahre alt, sah aber aus, als ob ich Ende Vierzig wäre, und fühlte mich noch schlimmer, als ich aussah. Ich begann natürliche Heilmethoden und natürliche Nahrungsergänzungsmittel wie Vitamine und Kräuter auszuprobieren. Der homöopathische Arzt riet mir, mehr Wasser und weniger Koffein zu trinken. Ich hatte kein Gefühl mehr in den Füßen, war ständig müde und leidend, war deprimiert und ziemlich hoffnungslos.

Ich begann mehr Wasser zu trinken und reduzierte meinen Koffeinkonsum, und 1995 fühlte ich mich allmählich besser und sah auch viel besser aus. Allerdings trank ich immer noch nur 1 bis 1,5 Liter Wasser am Tag und konnte damit nicht das ganze Koffein aus meinem Körper herausspülen; ich verwendete auch noch kein Meersalz.

Im September 1995 begann dieser Knoten an der linken Seite meines Rückens zu jucken und zu wachsen. Mein Hausarzt entfernte ihn und ließ ihn untersuchen. Im Oktober erhielt ich die Diagnose: „B-Zell-Lymphom". Auf meinem Rücken hatten sich anstelle des einen 26 *neue* Tumore gebildet und ich wurde in ein großes Krankenhaus eingewiesen, wo man mir sagte, dass Lymphkrebs auf der Hautoberfläche selten sei und dass es dazu noch nicht viele Forschungsergebnisse gebe. Ich unterzog mich einer Gallium-Szintigraphie, bei der sich herausstellte, dass meine gesamte Körperoberfläche vor lauter Krebszellen regelrecht „leuchtete". Die Stelle an meinem Rücken strahlte heller weiß und war „hyperpositiv". Das Gleiche galt für die Brustmitte, wo vorher zwei Melanome entfernt worden waren. Man empfahl mir lokale Strahlentherapie, wobei neu auftretende Tumore ebenfalls bestrahlt werden könnten, aber ich könne auch nach Philadelphia fahren und dort meine gesamte Körperoberfläche bestrahlen lassen.

Wir begannen mit der Bestrahlung meines Rückens – dabei erlitt ich Verbrennungen dritten Grades. Ich lehnte die Ganzkörperstrahlentherapie ab, und noch während der lokalen Bestrahlung begann mein homöopathischer Arzt mit einem natürlichen Entgiftungsverfahren.

Der Krebsspezialist hatte mir geraten, wirklich *alles* auszuprobieren, sozusagen alle Register zu ziehen, aber auch allmählich meine persönlichen Angelegenheiten in Ordnung zu bringen ... Ich erhöhte meine Wasseraufnahme und nahm Nahrungsergänzungsmittel und natürliche Heilmittel ein.

Im November 1995, während ich auf einer Reise nach einer Antwort auf meine Probleme suchte, musste ich Reifen für meinen Wagen kaufen. In dem Laden für Autozubehör, in dem ich nach Reifen schaute, wurde mir dann Bob Butts vorgestellt; er erklärte mir die Anleitung zu Ihrer Wasserkur und riet mir dringend, mich ganz genau daran zu halten – dann könne ich geheilt werden. Ich trank daraufhin deutlich mehr Wasser, war aber auf Grund der traditionellen medizinischen Vorbehalte wegen des angeblich durch Salz verursachten Bluthochdrucks noch zu misstrauisch, um meine Salzzufuhr zu erhöhen. Später erfuhr ich, dass diese Denkweise falsch ist, und begann auch mehr Salz zu mir zu nehmen.

Im März 1996 ging ich zu einer weiteren Gallium-Szintigraphie, die ergab, dass auf meinem Körper keine einzige Krebszelle mehr „aufleuchtete". Die Ärzte glaubten, es handele sich um einen Fehler bei der Szintigraphie, aber mein Homöopath und ich wussten, dass dies die Heilung war. Das Trinken von mehr Wasser, das Reduzieren des Koffeinkonsums, eine veränderte Ernährungsweise, natürliche Medizin und mein Glaube hatten mich ans Ziel gebracht. Ich erkenne Gottes Gegenwart in mir und erinnere mich an die Bibelstelle: „Ich bin das Wasser des Lebens." Er nannte Sie und mich „das Salz der Erde" und sagte uns, dass wir im Geiste eins seien.

Seit dieser Zeit ging es mit meiner Gesundheit ständig bergauf. Ich habe keine zwei Milzen mehr, sondern eine Milz mit normaler Größe und Funktion. Ich lecke mir jetzt morgens Meersalz von meiner Handfläche, bevor ich mein erstes Glas Wasser trinke, und verwende Salz großzügig. Ich trinke täglich ungefähr 5,5 Liter Wasser, nehme einige Nahrungsergänzungsmittel zu mir und esse viele Vollkornprodukte, frisches Obst und Gemüse. Ich hatte vorher einen Taillenumfang von 40; jetzt sind es 36. Ich wog vorher 112 Kilo, jetzt nur noch 95, und ich habe eine solide Muskelmasse. Mein Gesicht und meine Gesamterscheinung entsprechen denen eines Mannes Anfang Dreißig und meine Potenz ist die eines Mannes in den Zwanzigern. Meine Knöchel sind nicht mehr geschwollen und es gibt sogar neue Pulse – ja, neue Pulsschläge, wo vorher kein Puls mehr zu spüren war.

Ich nehme keine Medikamente mehr gegen alle diese Probleme, während ich früher mindestens 15 verschiedene Medikamente gleichzeitig eingenommen habe. Mein Insulinbedarf fiel von 95 auf 35 bis 45 Einheiten pro Tag. Ich leide nicht mehr an chronischen Infektionen oder an Müdigkeit – ich schlafe täglich 6 bis 8 Stunden anstatt 12 bis 14. Ich nehme nur noch selten Antibiotika, wohingegen ich früher fast ständig unter Antibiotika stand. Ich leide nicht mehr an Allergien, Asthma oder Magenatonie (Refluxkrankheit). Ich leide auch nicht mehr an Arthritis, Bursitis oder Darmproblemen. Bei meinem letzten Belastungstest sagte mir mein Arzt, der jünger ist als ich, dass ich besser in Form sei als er. Mein Bluthochdruck wird ständig besser. Es gibt keinen Knoten mehr an der Schilddrüse, ich schlafe besser und habe auch keine Schwermetallvergiftung mehr. Ich habe das Leben neu gewonnen.

Meine Gebete wurden erhört. Gott hat mir einen natürlichen Weg gezeigt, meinen Körper. meinen Geist und meine Seele zu heilen. Ich führe jetzt ein neues Leben, mit einer angemessenen Aufnahme von Wasser, Salz, Mineralstoffen und Nahrungsergänzungsmitteln, mit guter Ernährung und kontinuierlicher Besserung meiner Lebensqualität. Ich bin wirklich gesegnet. Ich gestatte Ihnen ausdrücklich, diesen Brief auf jede Weise zu verwenden, die Sie bei der Verbreitung der Informationen über den heilenden Wert des Wassers für nützlich halten.

Andrew J. Bauman

* * *

Lupus

Danke für Ihr Buch *Wasser – die gesunde Lösung*. Es wurde meinem Mann und mir empfohlen und mein Mann kaufte es dann auch, entschied aber nach einem kurzen Blick in das Buch, dass es nicht das sei, was wir brauchten. Er wollte es schon wieder zurückgeben, aber ich spürte intuitiv, dass wir es lesen sollten. Ich bin froh, dass wir es behalten haben.

Ich bin schwer an Lupus (SLE) erkrankt. (Lupus = eine Autoimmunkrankheit) Unter einer alternativen Behandlung mit niedrig dosierten, impulsweise verabreichten Antibiotika ging es mir allmählich besser, bis zu dem Tag, als mein Arzt bei mir ein Magengeschwür mit *Prilosec* und *Biaxin* behandelte; hinzu kam noch eine Menge weiterer Medikamente gegen die Nebenwirkungen. Natürlich wollte er mir helfen, aber er hat mich mit seinen Medikamenten fast umgebracht. Es liegt fünfzehn Monate zurück und ich fange gerade an, mich davon zu erholen. Was hätte ich darum gegeben, über die 12 Tassen Wasser zur Behandlung von Geschwüren Bescheid zu wissen!

Die gute Nachricht ist, dass ich jetzt zum ersten Mal in meinem Leben gar keine Medikamente mehr nehme (die mich sowieso immer nur noch kranker gemacht haben); ich ernähre mich auf gesunde Weise (mit Lebensmitteln, die reich an Proteinen sind, mit frischen Vollwertprodukten und jeder Menge Wasser) und ich habe wieder Hoffnung auf einen gesunden Körper.

Mein Mann leidet an Psoriasis-Arthropathie und unsere dreizehnjährige Tochter zeigte ebenfalls Zeichen einer rheumatischen Erkrankung. Sie haben ebenfalls ihre Ernährungsgewohnheiten geändert, trinken viel Wasser mit Salz und erfreuen sich ebenfalls einer besseren Gesundheit. Wir hatten alle schrecklich unter Allergien zu leiden, aber auch das ist deutlich besser geworden!

Was für eine Freude, einer Zukunft ohne unzählige Arztbesuche und giftige Medikamente entgegenzusehen. Nochmals meinen Dank dafür, dass Sie diese Informationen über das Leben spendende Wasser bekannt gemacht haben.

R. L. S.

* * *

Kurzatmigkeit

Es ist selten genug, dass man ein wirklich revolutionäres Buch findet. Diese Momente sind so selten, dass sie sich als ganz besondere Höhepunkte hervorheben. Ihr Buch *Wasser – die gesunde Lösung* ist ein solches Buch, und außerdem weiß ich nun endlich, wem ich meine Wiederherstellung zu verdanken habe. Das klingt sicher merkwürdig – daher möchte ich Ihnen alles genau berichten.

Im Sommer 1993 verbrachte ich den Urlaub mit meiner Frau in Spanien. An einem heißen Tag gingen wir zum Strand und paddelten mit unserem Schlauchboot herum, das heißt, ich paddelte und meine Frau saß da und erfreute sich am Wasser. Danach kletterten wir zur heißesten Zeit des Tages den steilen, steinigen Pfad zu unserem Wagen hinauf und genau in diesem Moment ging mir der Atem aus. Ich war damals 68 und nicht sehr überrascht, aber das Merkwürdige war, dass mein Atem nicht wieder zurückkehrte. Zehn Tage später kamen wir von diesem Urlaub nach Hause zurück und mein Atem war immer noch irgendwo auf diesem steilen, steinigen Pfad. Jedenfalls war er nicht mit mir nach Hause gekommen.

Ich nahm die Arbeit in meiner Praxis wieder auf und war immer noch außer Atem. Da ich eine Frau mit offener Tuberkulose behandelt hatte, ließ ich Röntgenaufnahmen von mir selbst machen, aber diese ergaben keinen Befund. Als ich im Herbst immer noch außer Atem war, begann ich mir wirklich Sorgen zu machen. Dann rief mich ein guter Freund an, der Arzt in New York ist, und fragte: „Du sprichst ganz anders, was ist denn mit deinem Atem los?“ Ich erzählte es ihm und er sagte: „Du hast nicht genug Wasser getrunken. Du hast einen Bronchospasmus und der kommt daher, dass dein Körper versucht, seine Wasserreserven zu schonen.“ So etwas hatte ich noch nie gehört, nahm aber seinen Rat an und fing an, täglich 8 Gläser Wasser zu trinken. Innerhalb einer Woche war meine ganze Kurzatmigkeit verschwunden, als ob sie nie da gewesen wäre!

Da wurde mir klar, dass ich in meiner Jugend viel Wasser getrunken hatte, aber im Laufe der Zeit diese Gewohnheit irgendwie verloren hatte. Also fing ich wieder an, mehr reines Wasser zu trinken (wie es mein Freund betont hatte). Alles ging gut, bis zu diesem Winter. Im Dezember war es extrem kalt und ich hörte einfach für eine Weile auf, so viel kaltes Wasser zu trinken. Dies fiel mit einer eher anstrengenden zahnärztlichen Behandlung zusammen, die ziemlich schmerzhaft war, und plötzlich bekam ich eine Gastritis, mit einer Zunge so weiß wie Schnee. Da fiel mir ein, dass mein Freund aus New York mir gesagt hatte, dass der Magenausgang (Pylorus) auch ein Weg ist, den der Körper verschließt, um kein Wasser mehr zu verlieren. Ich fing sofort wieder an, 8 Gläser Wasser zu trinken (zum Glück war es deutlich weniger kalt), und innerhalb von vier Tagen war mein Magen geheilt, sehr zur Überraschung eines jungen Kollegen, der derzeit mit mir zusammenarbeitet und noch nie von einer Gastritis gehört hatte, die so schnell ausheilte.

Sie haben um Erfahrungsberichte gebeten und deshalb schicke ich Ihnen diesen ausführlichen Brief. Ich bin seit 27 Jahren Arzt. Seit 1981 habe ich die Allgemeinmedizin aufgegeben und arbeite als Facharzt für Allergien, Lebensmittel- und Chemikalienunverträglichkeiten sowie ganzheitliche Behandlung bei Krebserkrankungen. Die Wasserbehandlung habe ich bereits in meiner großen Praxis für Kinderheilkunde (die Hälfte meiner Patienten sind jünger als zehn Jahre alt) bei Asthma eingesetzt und ich sehe eindeutige Ergebnisse. Ich kann Ihre Erkenntnisse also aus persönlicher Erfahrung an mir selbst und meinen Patienten bestätigen. Ich werde mich darum bemühen, dass Ihr Buch in den Niederlanden gedruckt wird.

Dr. H. C. M. (Niederlande)

* * *

Chronischer trockener Husten

Ich schreibe Ihnen, um Ihnen für die Heilung von chronischer Bronchitis, Asthma und chronischem Husten durch Wasser und Salz zu danken.

Ich litt jahrelang an diesem trockenen Husten und viele Ärzte versuchten mit zahlreichen Medikamenten mich davon zu „heilen“. Ich konnte mit meinem Husten einen ganzen Raum leer fegen. Die Menschen starrten mich an, als ob ich die Pest hätte.

Mein derzeitiger Arzt, ein Lungenfacharzt, hat aufgegeben. „Ich würde diesen Husten gerne los werden“, sagte er, aber es gelang ihm nicht. Nachdem ich Ihr Buch gelesen hatte, trank ich morgens 3 Gläser à 250 ml Wasser und nahm eine Prise Salz, hustete etwas Schleim ab, und fort ist der Husten. Kein Dosieraerosol mehr, das ich überallhin mitschleppen muss. Keine Asthmaanfälle mehr. Ich trinke jetzt täglich mindestens 8 Gläser Wasser. Ich habe immer Wasser bei mir.

Ich habe mehrere Bücher weitergegeben und anderen davon erzählt. Einige mir bekannte Menschen wenden die in dem Buch beschriebenen Verfahren an. Nochmals danke. Dieses Buch kann Leben retten.

E. S.

* * *

Rheumatische Gelenkschmerzen

Ich litt lange an rheumatischen Gelenkschmerzen. Die Schmerzen in meinen Gelenken waren so stark, dass ich fast nicht mehr laufen konnte. Ich hatte sehr viel Zeit, Energie und auch fast all mein Geld, das ich gespart hatte, investiert, hatte aber immer noch Schmerzen.

Vor einiger Zeit las ich etwas über *Wasser – die gesunde Lösung* und fand, dass das sehr gut war, aber erst kürzlich, als mir ein Freund riet, Ihr Buch über Rückenschmerzen und Arthritis zu lesen, fiel mir wieder ein, wie hilfreich die Wasserkur sein kann.

Die meisten meiner Gelenkprobleme begannen, als ich in die Hochwüste zog. Vor meinem Umzug hatte ich nicht viel Wasser getrunken und in den letzten beiden Jahren steigerte ich meine Wasseraufnahme nicht. Aber nachdem ich Ihr Buch gelesen hatte, fing ich an, vormittags Wasser zu trinken, 2 Gläser ein halbe Stunde vor einer Mahlzeit und nochmals Wasser zwei Stunden danach. Normalerweise fiel mir das Wassertrinken schwer, aber jetzt ist es so: Je mehr ich davon trinke, desto mehr will ich, und ich erkenne, dass mein so genannter Hunger eigentlich Durst war.

Zum ersten Mal seit zwei Jahren kann ich wieder mehr als eineinhalb Kilometer an einem Stück laufen. Meine Schmerzen und die Schwellungen in den Fußgelenken, Knien, Handgelenken und anderen Gelenken lassen immer mehr nach. Ich habe 15 Kilo Übergewicht und hoffe, dass mir die zurückgewonnene Fähigkeit zu laufen und mich zu bewegen auch diesbezüglich gut tun wird.

R. C.

* * *

Schmerzen in den Händen

Das erste Mal habe ich über Sie etwas in der Zeitschrift *Acres USA* gelesen und Hunderten meiner Kunden (ich bin medizinischer Masseur) geraten, Ihr Buch zu kaufen. ... Immer wenn meine Hände schmerzen, frage ich mich, wie viel Wasser ich am Vortag getrunken habe, und stelle meistens fest, dass es nicht ganz 2 Liter waren. Dann trinke ich sofort einen halben bis 1 Liter und 30 Minuten später verschwinden die Schmerzen in meinen Gelenken und Händen. Ein weiterer Beweis dafür, dass Sie zu 100 Prozent Recht haben. Sollte ich jemals Gelegenheit haben, persönlich mit dem amerikanischen Präsidenten zu sprechen, werde ich ihm sagen, dass Sie unbedingt öffentlich für Ihre Forschung anerkannt werden müssen. Machen Sie weiter so; eines Tages werden wir uns gegen diejenigen durchsetzen, die nichts von der Rolle des Wassers im Körper wissen (wollen).

J.

* * *

Erhöhter Cholesterinwert

Der einzige Zweck dieses Briefes ist, Ihnen mein tiefes Gefühl der Dankbarkeit dafür auszudrücken, dass Sie Ihren Lesern die guten Eigenschaften und das Wesentliche des einfachsten aller Elemente – Wasser – verdeutlicht haben. Wasser ist wirklich ein Lebenselixier! Ich übertreibe nicht, wenn ich sage, dass Sie ein Wohltäter der Menschheit sind. Millionen Menschen nutzen Ihre unglaubliche Entdeckung.

Ich bin 75 Jahre alt, gesundheitlich geht es mir viel besser, mein Cholesterinwert ist wieder normal, seitdem ich mich streng an Ihre Anweisungen halte – mit umso größerer Bereitschaft, da wir in unserem Ort eines der besten Wässer Europas haben: *Evian*-Wasser direkt aus der Quelle ...

Prof. D. R. L. (Frankreich)

* * *

Akne – Nasennebenhöhlen-Entzündungen – Verstopfung

Ich denke, es wird Sie interessieren, wie sehr das Wassertrinken mir geholfen hat. Dadurch sind meine Akne, meine Probleme mit schwerer Verstopfung, meine Nasennebenhöhleninfektionen und meine Mandelentzündungen verschwunden; und ich hatte keinen einzigen Schnupfen und keine einzige Grippe, seitdem ich angefangen habe, mehr Wasser zu trinken. Jetzt ist mir klar, dass die Menschen krank sind, weil sie nicht genug Wasser trinken oder zu viel Zucker essen.

Ich habe mich in meinem ganzen Leben noch nicht besser gefühlt oder besser ausgesehen als jetzt (ich bin 43 Jahre alt und von Beruf Krankenschwester). Es ist zu schade, dass ich das nicht 25 Jahre früher begriffen habe. Ich trinke jetzt täglich 3 Liter warmes Wasser, davon 1 Liter vor dem Frühstück. Wer weiß, wie viele Krankheiten verhindert werden könnten, wenn dieses einfache Heilmittel beherzigt würde. Ihr Buch ist phantastisch. Danke, dass Sie die Öffentlichkeit über dieses lebenswichtige Thema unterrichten.

C. A.

* * *

Allergien – Asthma

Seit meiner frühesten Kindheit litt ich an chronischem allergischem und umweltbedingtem Asthma. Ich bin 35 Jahre alt und bis vor zwei Jahren, als mein Vater mir ein Exemplar Ihres Buchs über Wasser schickte, war ich vollständig von Bronchospasmolytika abhängig.

Als Kind nahm ich *Marax* in flüssiger Form, als Teenager nahm ich *Theophyllin* und als Erwachsener wurde ich mit drei Kombinationen von Steroiden und Beta-2-Sympathomimetika zur Inhalation behandelt (*Prednison* und *Ventolin*). Ich war durch die ständige Atemnot völlig erschöpft und die Nebenwirkungen der Medikamente hatten mich nervös und zittrig gemacht.

Dann, vor zwei Jahren, begann ich den Empfehlungen in Ihrem Buch zu folgen. Jetzt habe ich nicht nur zwei Jahre lang kein Asthma gehabt, sondern ich kann auch mein Lauftraining ohne Medikamente absolvieren (Jogging, drei- bis viermal pro Woche). Sie haben mir mein Leben zurückgegeben!

C. C. B.

* * *

Nephrose – Allergien – kalte Hände und Füße

In meiner Kindheit litt ich zehn Jahre lang an einem nephrotischen Syndrom (d. h. Nebennierenhormone signalisieren den Nieren, Salz zurückzuhalten und Protein in den Urin abzugeben; Ödem). Als Erwachsener litt ich an Allergien. Vor 20 Jahren fing ich an, täglich große Mengen (4 bis 7 Liter) Wasser zu trinken. Das half, aber ich litt immer noch an Allergien und gelegentlichen Ödemen, wenn die Aktivitäten im Freien während langer, grauer Winter begrenzt waren. Ich hatte ständig mit kalten Händen und Füßen, dumpfen Beschwerden und Schmerzen zu tun und es mangelte mir an geistiger „Schärfe". Im Sommer war das anders, dann fühlte ich mich energiegeladen und geistig klar. Im Sommer nahm ich mehr Salz zu mir.

Trotz jahrelanger Suche nach konventionellen und alternativen medizinischen Informationen blieb ich ratlos – bis ich *Ihre* Arbeit entdeckte. Ich steigerte meine Salzaufnahme auf die empfohlenen Mengen und auf einmal war alles weg. Vor allem: Mein Denken wurde klarer, die Ödeme sind fort, die dumpfen Muskelschmerzen auch, Hände und Füße sind warm, ich habe keine Allergien mehr und keine verstopfte Nase. Mehr Energie. Ausgeglichene Harnmenge über den ganzen Tag. Ich schlafe besser. Ich kann leichter einschlafen. Ich wache erholter auf. Heißhunger auf Zucker gehört der Vergangenheit an. Nervöse Energie hat sich in produktive Energie verwandelt. Ich habe auch ein besseres Gedächtnis.

Ich bin froh, dass mich *Prednison* und salzfreie Ernährung in meiner Kindheit nicht umgebracht haben. Ich habe den Verdacht, dass die wirkliche Heilung auf die Behandlung im Krankenhaus zurückzuführen ist, zu der auch Infusionen gehörten. Ich werde jedes Jahr gesünder und viele Menschen glauben mir mein Alter nicht.

Danke, dass Sie so einfache, aber wirkungsvolle Informationen bekannt gemacht haben.

F. A. R.

* * *

Übergewicht – Asthma – Allergien – Bronchitis –Akne – Arthritis

Schon seit einiger Zeit beabsichtige ich Ihnen zu schreiben, um Sie über meine Fortschritte in der Anwendung Ihrer „Wasserkur" zu unterrichten. Wie Sie wissen, habe ich 1997 ernsthaft damit angefangen.

Ich habe damals innerhalb von 31 Tagen rund 15 Kilogramm abgenommen, alle Symptome von Asthma, Allergien und Bronchitis, die ich seit 19 Jahren hatte, waren verschwunden, genauso wie jegliches Bedürfnis nach Alkohol. Ich erinnere mich, dass mir die Leute sagten, mein Gesicht „strahle" förmlich – was für sich allein schon ein Wunder war, weil ich so schlimme Akne gehabt hatte, nicht nur im Gesicht, sondern auch an Schultern, Rücken und Armen. Zusätzlich litt ich noch an Arthritis (an den Händen). Wegen der Schmerzen war es schwierig, Kuchen und Gebäck zu verzieren (was zu meinem Beruf gehört). Dieses Problem ist auch verschwunden.

Hier nun ein detaillierter Bericht. Ich wog vorher etwa 90 Kilo und bin 1,62 Meter groß – oder vielleicht sollte ich besser sagen: klein? Ich habe mein Gewicht jetzt auf 72 Kilo senken können, die ich auch halte. Ich kann Kleidung tragen, die mir früher nicht mehr passte, von der ich aber wusste, ich würde sie eines Tages anziehen können. Sie können sich nicht vorstellen, was es für mich bedeutet, von meinen Kindern oder anderen Menschen eher als „knochig" anstatt als fett bezeichnet zu werden! Aber das Beste ist, wenn mein Mann mich in den Arm nimmt und seine Arme ganz um mich herumreichen.

Als ich Sie zum ersten Mal traf, litt ich an so schweren Allergien, dass meine Augen jeden Morgen geschwollen waren. Sie juckten so fürchterlich, dass ich von einer Augencreme abhängig wurde, die mir der Arzt verschrieben hatte. Sie sagten mir, ich solle den Eistee nicht trinken, sondern ihn auf meine Augen tun, und es half. Ich habe von diesem Tag an kein Koffein mehr getrunken, aber das Biertrinken konnte ich damals noch nicht aufgeben. Das kam erst später.

Zweimal im Jahr bekam ich eine fürchterliche Bronchitis. Ich konnte sicher sein, dass ich bei jedem Wechsel der Jahreszeiten (vom Sommer zum Herbst und vom Winter zum Frühling) einen Anfall bekommen würde. Wahrscheinlich glaubt mein Arzt, ich sei tot, weil ich ihn seit Jahren nicht aufgesucht habe, um Antibiotika und Medizin gegen den Husten zu bekommen. Neulich fragte mich jemand, ob ich eine besondere Lotion für mein Gesicht verwende, weil ich so viel jünger aussehe.

Bei all den Problemen, die ich in der Vergangenheit hatte, ist es schwer, jemandem zu erzählen, dass das alles so einfach ist: ausreichend Wasser und richtige Ernährung. Aber so ist es.

C. G.

* * *

Kopfschmerzen – Depressionen

Im Laufe des letzten Monats habe ich meine Wasseraufnahme drastisch erhöht. Früher hatte ich nie Durst oder das Bedürfnis, Wasser zu trinken. Ich habe sehr wenig Wasser oder andere Getränke getrunken. Ich hatte fast täglich Kopfschmerzen unterschiedlicher Intensität. Ich schlief sehr leicht ein, fühlte mich aber nie ausgeruht. Trotz der körperlichen Probleme habe ich aber nie Medikamente gegen die Kopfschmerzen und gegen das, was die meisten Ärzte wohl Depressionen nennen, genommen (glücklicherweise!).

Ich bin froh, Ihnen mitteilen zu können, dass ich, seit ich Ihr Buch *Wasser – die gesunde Lösung* gelesen habe, meine Trinkmenge an Wasser gesteigert und keinerlei Kopfschmerzen gehabt habe und dass meine depressiven Zustände fast verschwunden sind. Ich hatte seit Wochen keine Kopfschmerzen mehr. Ich fühle mich viel mehr energiegeladen, treibe wieder Sport und fühle mich gut. Ich spüre jetzt, wann ich Durst habe, und fühle dann auch das Verlangen, mehr Wasser zu trinken.

Ich schätze Ihre Bemühungen sehr, den Menschen die Bedeutung von Wasser verständlich zu machen. Ich erzähle jedem davon, den ich kenne, habe aber festgestellt, dass nicht jeder Lust hat zuzuhören. Aber ich selbst brauchte ja auch einige Zeit, um vernünftig zu werden.

Machen Sie mit Ihrer guten Arbeit weiter. Meinen Brief dürfen Sie gerne veröffentlichen, wenn es Ihnen sinnvoll erscheint.

S. R.

* * *

Lupus – Muskel- und Gelenkschmerzen

Ich möchte meinen Dank und meine Wertschätzung für Ihr Buch *Wasser – die gesunde Lösung* zum Ausdruck bringen. Ich habe es im März dieses Jahres zum ersten Mal gelesen, als Leihgabe eines Freundes, und war umgehend von Ihrer Theorie überzeugt.

Meine Frau leidet an Bronchialasthma und mein spezifisches Problem ist Lupus. Nach gründlichem Lesen Ihres Buches und nachdem ich für mich selbst eine Zusammenfassung der praktischen Anleitungen angefertigt habe, haben meine Frau und ich seit März nichts anderes getrunken als täglich 8 Gläser Wasser mit etwas Salz.

Der Nutzen, den ich mit meinem Lupus (S. L. E.) festgestellt habe, ist eine dramatische Steigerung der Energie (nur noch sehr wenig Müdigkeit), was bei mir immer ein großes Problem war. Die Muskel- und Gelenkschmerzen sind fast verschwunden. (Ich muss aber sagen, dass ich jeden Tag immer noch 7,5 Milligramm *Prednisolon* nehme, wodurch die Symptome etwas maskiert werden.) Der Muskel- und Hauttonus ist ebenfalls deutlich besser geworden.

Ich bin so alt wie Sie, 71 Jahre, und habe in meiner Jugend viel Tennis gespielt, manchmal bis zu vier oder fünf Stunden täglich. Wenn ich an diese Zeit denke, dann fällt mir auf: Ich habe sehr wenig getrunken. Mit etwa 28 Jahren bekam ich Probleme in beiden Schultern mit solchen Schmerzen, dass ich nur unter Schulterhöhe spielen konnte und schließlich das Spielen ganz aufgeben musste. So weit ich mich erinnern kann, hat der Facharzt, den ich damals aufsuchte, circa 1 Milliliter *Kortison* in jeden Schultermuskel injiziert. Von diesem Zeitpunkt an bekam ich ein schlimmes Ekzem, über lange Zeit

Gelenkschmerzen, deretwegen alle möglichen Behandlungen ausprobiert wurden, die aber nur eine gewisse Linderung brachten. 1984 wurde dann die Diagnose „rheumatische Polymyalgie" gestellt und 1996 schließlich „S. L. E. Lupus".

In Anbetracht Ihrer Beobachtungen, Forschungen und Erkenntnisse fühle ich, dass mein Fall typisch ist für das mangelnde Gleichgewicht bei vielen Menschen nach Jahren unbeabsichtigten Wassermangels. Auf alle Fälle kann ich mir jetzt erklären, warum ich so untergewichtig war und es mir immer an Energie fehlte. Danke für Ihre großen Anstrengungen, uns, der allgemeinen Öffentlichkeit, diese Informationen nahe zu bringen.

Im Hinblick auf das Asthma meiner Frau gab es eine besonders schlimme Zeit zu Beginn dieses Jahres (Januar/Februar). Sie musste ungefähr 6 Wochen lang das Bett hüten, vier oder fünf Behandlungszyklen mit Antibiotika machen und konnte interessanterweise nur Wasser trinken. Andere Getränke wollte sie nicht. Sie ernährte sich überwiegend von leichten Salatspeisen und bis etwa Mitte Februar ging es ihr nach und nach besser; der Husten mit Auswurf hörte auf. Sie hatte sehr stark abgenommen, legte aber langsam wieder etwas Gewicht zu.

Dies motivierte mich noch mehr, mir Ihre Bücher zu besorgen. Als ich anfing, Ihre Bücher zu studieren und die Wasserbehandlung anzuwenden (Ende März), hustete sie schon wieder etwas mehr. Sie kann zwar morgens und tagsüber den Schleim leichter abhusten, aber der Schleim scheint so tief in den Lungen zu sitzen, dass es sehr anstrengend ist.

In einem Alter von 68 Jahren kann jemand, der ein Leben lang krank war, vielleicht keine vollständige Heilung erwarten. Wenn Sie aber einen Moment Zeit hätten, würde ich Ihnen gerne eine Frage stellen. Über den Daumen gepeilt sollte meine Frau jeden Tag etwa 1,5 Liter Wasser trinken (sie wiegt rund 54 Kilo). Meine Frage ist: Glauben Sie, dass es sinnvoll wäre, *mehr* Salz zu nehmen und vielleicht auch mehr Wasser, um ihre ständige Kongestion zu verringern? Struktur und Elastizität ihrer Haut haben sich deutlich gebessert und sie hat eine gesunde Gesichtsfarbe. Sie hat keine anderen Gesundheitsprobleme, ihr Herz, ihre Nieren und ihr Blutdruck sind in Ordnung. Normalerweise nimmt sie *Ventolin Diskhaler* [Dosieraerosol] und *Flixotidie*

Diskhaler [Dosieraerosol], bekam aber kürzlich zusätzlich noch *Salmeterol 25* zur Inhalation verschrieben. Ich würde mich über Ihren Rat und über jegliche Hilfe freuen.

D. R.

Kommentar: Ich habe diesen Brief mit seiner Frage hier abgedruckt, um zu erklären, dass Salz ein lebenswichtiger Beitrag zu Gesundheit und Wohlbefinden ist. Wenn Sie die für Ihren Organismus nötige Menge Wasser trinken, werden Sie nach und nach einige der essenziellen Mineralien, die sich in den Körperflüssigkeiten in Lösung befinden, ausschwemmen. Das, was Sie verlieren, müssen Sie ständig ersetzen. Meersalz ist eine gute Quelle für einige dieser Mineralien. Allerdings enthält Meersalz nicht genug Jod für eine gesunde Schilddrüse. Deshalb müssen Sie sicherstellen, dass Ihre Nahrungsergänzungsmittel Jod enthalten. Salz ist lebenswichtig für die physiologische Funktion Ihrer Lungen.

Der nächste Brief stammt wiederum von einem Mediziner. Er war Professor für Medizin an der Universität für integrative Medizin in Washington. Er praktiziert inzwischen komplementäre Medizin in South Carolina.

* * *

Katzenallergie – Asthma

Seit meinem Brief vom Juni 1995 bin ich jetzt vier Jahre frei von Asthma. Damals erfuhr ich zum ersten Mal von Ihrer „Kur“ mit Wasser und Salz als Präventivmaßnahme. Ich erinnere mich, dass ich auf Anzeichen von Stress und Müdigkeit achtete (die zu einem Bronchospasmus führen können), um Wasser zu „sparen“ und zu rationieren. Das ist besonders wichtig, weil man sich gerade in solchen Phasen nicht bewusst ist, was physiologisch wirklich vor sich geht.

Wenn man auf seinen Körper hört, kann man etwas vermeiden, was ursprünglich ständig auftrat: den Bronchospasmus, der dann zu Asthma führt. Mit Ihren einfachen Anweisungen, dem Organismus Wasser zuzuführen und den Salzhaushalt zu regulieren, kann man anfangen, dem Asthma vorzubeugen und es zu heilen und einen Organismus gesund zu machen, der mehr Wasser braucht.

Ihre Anleitung zum Gesundwerden ist mit Sicherheit eine bleibende Erinnerung für Asthmatiker, die sich auf dem Wege der Besserung befinden. Danke für Ihre Aufmerksamkeit und anhaltende Hilfe.

Dr. med. J. A. R.

* * *

Lupus

Ich schreibe Ihnen, um Ihnen für die Entdeckungen zu danken, die Sie gemacht haben, und für die Erfahrungsberichte, die Sie in Ihrem Buch *Wasser hilft* veröffentlicht haben.

Meine fünfzehnjährige Tochter ist ein viel beschäftigter, unternehmungslustiger und gesunder (das dachte ich jedenfalls) Teenager; sie arbeitete während des Sommers als Rettungsschwimmerin im Schwimmbad eines Sportclubs.

Während sie an einem Ferienlager für Cheerleader teilnahm, bei dem in ihrem Zelt eine Temperatur von 42° C herrschte, wurde sie schwer krank. Als sie endlich zu Hause war, hatte sie hohes Fieber, Blut im Urin und Schmerzen beim Atmen. Ihr Fieber stieg für Stunden bis auf 40,5° C an. Als ich sie zum Arzt brachte, wurde sie viermal auf Mononukleose und Rachenentzündung durch Streptokokken untersucht, weil sie große weiße Flecken im Hals hatte, die irrtümlich als Symptome einer Virusinfektion angesehen wurden. Außerdem wurde sie auf Hepatitis A, B und C untersucht, aber alle Befunde waren negativ.

Da ich begriff, dass sich meine Tochter in einer kritischen Situation befand, die die Ärzte ziemlich ratlos machte, ging ich zu einer Bücherei, um selbst nach Informationen zu suchen, die ihr helfen könnten. Trotz gegenteiliger Ansicht der Ärzte, die mir sagten, ich solle meine Tochter nicht mit einer derart schwächenden und degenerativen Krankheitsdiagnose abstempeln, kam ich zu dem Schluss, dass viele ihrer Symptome denen entsprachen, die in meinem medizinischen Nachschlagewerk mit Lupus bezeichnet wurden. Sie hatte seit ihrer Kindheit das Raynaud-Syndrom, und bei dieser zuletzt aufgetretenen Krankheit traten Schmerzen im Brustkorb auf, beim Atmen (der Verdacht auf Lungenentzündung war entkräftet worden), Blut im Urin, Kopfschmerzen, Müdigkeit und Erschöpfung sowie rote Flecken auf den Wangen und Fieber von mehr als 37,8° C. Ein anderes Symptom, das den Ärzten unerklärlich schien, war die sehr geringe Anzahl weißer Blutkörperchen.

Ich entschloss mich, mehr über Lupus und dessen bekannte Ursachen in Erfahrung zu bringen. Das einzige Buch, das es damals in der Bücherei zu diesem Thema gab, war *Wasser hilft*. Innerhalb von Minuten nach dem Aufschlagen Ihres Buches wurde mir klar, dass meine Tochter an schwerem Wassermangel und an Salzmangel litt. Sie hat sich nie etwas aus salzigen Nahrungsmitteln gemacht – allerdings hatten wir bemerkt, dass sie nach dem Essen von *Ramen*-Nudeln (ihre einzige Salzquelle) zu lachen anfing und ein „natürliches Hochgefühl" bekam.

Wir drängten sie sofort zum Trinken und zum Einnehmen von Salz, um ihrem Organismus die Flüssigkeit wiederzugeben, die sie verloren hatte, nicht nur in dem Ferienlager, sondern auch als Rettungsschwimmerin während des Sommers und sogar während des ganzen vorausgegangenen Schuljahrs, als sie jeden Tag nichts anderes getrunken hatte als ihr „Diät-Cola". Obwohl ich selbst regelmäßig mehrere kleine Gläser Wasser am Tag trank, war mir nicht aufgefallen, dass meine Tochter außer der Cola, einem kleinen Glas Orangensaft zum Frühstück und einem Glas Milch zum Abendessen keinerlei Flüssigkeit zu sich nahm.

Innerhalb weniger Tage ging es ihr sehr viel besser, wie wir mit Freude beobachten konnten. Die Krankenschwester, die donnerstags zur Blutabnahme kam, war dieselbe, die auch montags da gewesen war (das war, *bevor* ich Ihr Buch durchgesehen hatte). Montags hatte sie nichts gesagt, aber am Donnerstag meinte sie, das Blut „sprudele" nur so aus den Venen hervor, während es am Montag nur „getröpfelt" sei. Innerhalb von Tagen verschwanden Jennys Symptome und ihre Blutwerte waren wieder normal.

So wie es aussieht, ist Jenny wieder völlig gesund. Sie nimmt jetzt auch mehr Proteine zu sich, von denen sie vorher nur minimale Mengen aß. Während ihrer schweren Krankheit hatte der Arzt Jennys Aknebehandlung ausgesetzt und wir stellten fest, dass sie keine

Antibiotika mehr braucht, seit sie sehr viel mehr Wasser trinkt. Die Haut ihres Gesichts ist fast völlig rein – und das ganz ohne Medikamente.

Die erhöhte Trinkmenge an Wasser und die erhöhte Salzaufnahme hat unserer ganzen Familie geholfen. Mein sportlicher Sohn litt an starken Rückenschmerzen und Kopfschmerzen. Die Rückenschmerzen sind verschwunden und die Kopfschmerzen treten wesentlich seltener auf und sind weniger stark. Meine eigenen Kopfschmerzen haben ebenfalls abgenommen und ich bin viel optimistischer. Meine jüngste Tochter hat einen deutlichen Rückgang bei ihren Allergien und Problemen mit den Nasennebenhöhlen festgestellt, seitdem sie Ihre Anleitung im Hinblick auf Wasser und Salz befolgt. Sogar mein Mann hat festgestellt, dass das Abnehmen leichter ist, wenn der Körper genug Wasser und Salz erhält.

Danke für Ihre Forschung und Arbeit auf diesem Gebiet. Möglicherweise haben Sie meine Tochter vor schwerer Krankheit oder sogar vor dem Tod bewahrt. Ich sehe jetzt den Zusammenhang vieler Gesundheitsprobleme – einige akut, einige chronisch – mit dem Gleichgewicht von Wasser und Salz in unserem Organismus. Nochmals danke.

Mittlerweile habe ich mir eigene Exemplare von *Wasser – die gesunde Lösung* und *Wasser hilft* zugelegt. Ich habe Ihre Bücher vielen meiner Freunde und Familienangehörigen empfohlen und jeder kennt wieder jemand anders, dem diese Informationen weiterhelfen können.

M. L.

* * *

Vorbemerkung:

Ich schaute einmal im Internet nach, wie viele Homepages sich mit der Verbreitung der Informationen über die heilenden Eigenschaften von Wasser befassen, und fand dabei den nachfolgenden Beitrag. Ich schrieb dem Verfasser und bat um die Erlaubnis zur Veröffentlichung des Artikels. Daraufhin erhielt ich die folgende Nachricht von ihm sowie die Erlaubnis, seine persönliche Entdeckung der schmerzstillenden Eigenschaft weiterzugeben. Der Brief und der Artikel sind so wiedergegeben, wie sie der Verfasser geschrieben hat.

Sehr geehrter Dr. Batmanghelidj,

lange Zeit waren Sie mein Idol. Ich habe den Menschen immer gesagt, dass Sie weltweit der unumstrittene Entdecker der schädlichen Auswirkungen von Wassermangel beim Menschen sind. Selbstverständlich können Sie meine Geschichte in Ihrem Buch verwenden. Sie stammt aus meinem Buch *Pain Free for Life [Leben ohne Schmerzen]*, das in diesem Jahr veröffentlicht wurde. Derzeit gibt es 80.000 gedruckte Exemplare. In dem Buch erwähne ich Dr. Batmanghelidj an verschiedenen Stellen. Es wäre mir eine Ehre, wenn Sie meine Geschichte verwenden.

Darell Stoddard

(Gründer eines Schmerzforschungsinstituts)

„Es ist besser, sich in die Hose zu machen, als mit chronischen Schmerzen zu leben

Das Wasser, das man zum Schlucken einer Tablette trinkt, tut mehr Gutes als die Tablette selbst.

Als ich morgens aufstehen wollte, hätte ich selbst für hundert Dollar pro Schritt nicht über den Flur laufen können. Ich hatte mir mein linkes Fußgelenk verletzt und es schmerzte derart, dass ich fast ohnmächtig wurde, wenn ich versuchte es zu belasten. Nachdem ich einige Zeit auf einem Fuß herumgehüpft war, konnte ich durch den Tag hinken. Was meine Verletzung noch deprimierender machte, ist die Tatsache, dass ich ein Schmerzspezialist bin, der mehr als 9000 Patienten erfolgreich wegen Schmerzen behandelt hatte, sich selbst aber jetzt nicht helfen konnte.

Mein morgendliches Lauftraining, das ich seit 26 Jahren regelmäßig machte, musste ich einstellen. Mein Ziel, wie mein Bekannter Larry Lewis zu laufen (der mit 103 Jahren jeden Morgen 10 Kilometer lief, bevor er zur Arbeit ging), war jetzt unerreichbar geworden.

Ich ließ meinen Fuß röntgen, aber es gab keinerlei Knochenbrüche. Ich versuchte es mit meinen eigenen Behandlungsverfahren, Bioelektrik und aurikulärer Therapie. Es brachte keine Schmerzlinderung. Ich ließ mir Einlagen anfertigen, ließ mir einen Heftpflasterverband anlegen, führte sämtliche von meinem Fußspezialisten verordneten Übungen durch, injizierte Vitamin B_6 und B_{12} in meinen Fuß und *Procain* in sämtliche Bereiche mit Schmerzrezeptoren. Ich nahm alle möglichen Vitamine und Mineralien, versuchte es mit Glukosaminsulfat, Glukosaminhydrochlorid, Phenylalanin, Algen, Lebertran, Leinsamenöl und fettarmem Joghurt, mit *Pygnoginal*, usw.

Als all die natürlichen Mittel nichts halfen, versuchte ich es mit *Aspirin, Tylenol* und einer Reihe nichtsteroidaler Antiphlogistika. Einige dieser Medikamente machten die Schmerzen etwas erträglicher, aber sobald ich aufhörte, sie zu nehmen, kamen die Schmerzen umso stärker zurück. Offensichtlich tat ich nichts anderes, als die Schmerzen zu überdecken und mich selbst noch anfälliger für Verletzungen zu machen. Über einen Zeitraum von neun Monaten probierte ich alles, was je gegen Schmerzen eingesetzt wurde, mit Ausnahme von Betäubungsmitteln. Allmählich wurde ich verzweifelt. Mein Traumziel, bis zu meinem 100. Lebensjahr zu laufen, war jetzt nur noch ein Traum. Von überall kamen Menschen zu mir, damit ich ihre Schmerzen heilte, nur mir selbst konnte ich nicht helfen.

Ich las das Buch *Wasser – die gesunde Lösung* von Dr. med. F. Batmanghelidj, das ich wärmstens empfehlen kann. Ich begann mehr Wasser zu trinken, aber nicht konsequent genug, so dass meine Schmerzen weiter anhielten.

Einer meiner Patienten – ein Ingenieur – hatte ein System zur Wasserenthärtung und Wasseraufbereitung entwickelt, das mit Kaliumchlorid an Stelle von Natriumchlorid funktioniert. Er kam zu mir nach Hause, um das Wasser zu untersuchen und das Gerät vorzuführen. Dazu gehörte, dass eine Schüssel mit Wasser gefüllt und dessen Gehalt an Chlor nachgewiesen wurde. Er forderte mich dann auf, meine Hand in das Wasser zu tauchen und fünf Minuten umzurühren. Nach dem Umrühren untersuchte er das Wasser erneut und das Chlor war völlig verschwunden. Er sagte mir, dass meine Hand das Chlor aufgenommen habe, und aus diesem Grund bräuchte ich eine Wasseraufbereitungsanlage für das ganze Haus, nicht nur für Trinkwasser, denn das Chlor, bei dem es sich um ein Gift handele, würde beim Duschen oder Baden vom Körper aufgenommen.

Ich sprach mit Dr. Remington über diese Vorführung, der mir erklärte, dass möglicherweise ein Teil des Chlors von meiner Hand absorbiert worden sei, sich der Rest aber verflüchtigt habe. Aus diesem Grund müsse man dem Wasser in einem Schwimmbecken immer wieder Chlor zusetzen, weil es sich verflüchtige. Er fügte hinzu: Wenn ich dieses Problem beheben wolle, solle ich mein Trinkwasser über Nacht ohne Abdeckung stehen lassen und das Chlor werde sich dann vollständig verflüchtigen.

Das tat ich dann auch und am Ende eines Tages konnte ich sehen, wie viel Wasser ich noch nicht getrunken hatte. Auf diese Weise wurde ich immer daran erinnert, regelmäßig mehr Wasser zu trinken. Und siehe da, dem schmerzenden Fuß, der mich neun Monate lang am Laufen gehindert und auch sonst behindert hatte, ging es langsam besser.

Jetzt kann ich morgens wieder regelmäßig laufen, wie vor der Verletzung. Dank dieser Erfahrung lernte ich so viel über Schmerzlinderung wie in lebenslangen Studien. Dr. Batmanghelidj hat Recht: Wenn wir Schmerzen haben, dann schreit unser Körper nach Wasser. Außer der Tatsache, dass die Schmerzen in meinem Fuß abgeklungen sind, gab es noch eine andere interessante Veränderung in meinem Leben. Ich muss mehrmals täglich zur Toilette rennen, wie ein kleines Kind. Das ist mehr als 50 Jahre lang nicht mehr vorgekommen. Ich bin sicher, dass ich es irgendwann einmal nicht rechtzeitig schaffe, aber das ist die Sache wert.

Ich hätte es besser wissen müssen. Mein Vater mit seiner einfachen Schulbildung sagte oft: ‚Das Wasser, das die Leute trinken, um ihre Tabletten einzunehmen, tut ihnen mehr Gutes als die Tabletten selbst.'"

Autor: Darell J. Stoddard (Copyright 1998)

* * *

Asthma – Allergien gegen Milch und Pollen – Schlafstörungen – Übergewicht

Im April 1999 lasen wir das Buch *Wasser – die gesunde Lösung*. Wir hatten auf diese Art von Wunder gehofft, das es unserer Familie und vor allem unserem elfjährigen asthmatischen Kind erlauben würde, ein normales Leben zu führen. Also beschlossen wir, es auszuprobieren.

Schließlich hatten wir nichts zu verlieren. Selbst wenn in unserem Fall nur 10 Prozent der Wirkungen einträten, die dort behauptet wurden, ginge es uns schon erheblich besser, und außerdem kostete es auch nicht viel.

Innerhalb weniger Tage waren mehrere Ergebnisse offenkundig, vor allem im Hinblick auf Asthma und die damit verbundenen Probleme. Im Laufe des letzten Jahres besserte sich unsere Situation: Statt fast wöchentlicher Arztbesuche für einen aus unserer Familie (plus Hunderte von Dollar für Medikamente) gab es schließlich fast gar keinen Arztbesuch mehr. Im Folgenden haben wir die (manchmal dramatischen) Veränderungen aufgelistet, die wir im Gesundheitszustand unserer Familie festgestellt haben; sie sind alle auf die einfache Änderung unserer Trinkgewohnheiten hin zu Wasser als fast ausschließlichem Getränk, und das in Mengen, zurückzuführen:

1. Alle Wunden heilen viel schneller.
2. In Fußgelenke und Handgelenke ist verlorene Kraft zurückgekehrt.
3. Allergien gegen Milch und Pollen sind verschwunden.
4. Das Asthma ist fort – keine Medikamente, schleimlösende Mittel, Antihistaminika oder Dosieraerosole mehr.
5. Wunde Rippen (vom harten Bett) gibt es nicht mehr – vorher war eine besondere Unterlage erforderlich.
6. Unser Haar ist viel voller und glänzt mehr.
7. Impetigo ist abgeklungen.
8. Glattere Haut, weniger Falten im Gesicht und die Ellbogen brauchen nur noch selten eingecremt zu werden.
9. Dunkle, gesunde Haut bei dunkelhäutigen Kindern, obschon nur noch wenig Lotion verwendet wird.
10. Elfjähriges Kind nahm 5 Kilo Übergewicht ab.
11. Keine Entzündungen der Ohren mehr.
12. Prima Schlaf nach 20 Jahren Schlaflosigkeit.
13. Guter, gesteigerter Appetit bei dem Kind mit Asthma.

14. Schulnoten verbessert: von schlecht auf gut bis sehr gut bei dem Kind mit Asthma.
15. Keine Reisekrankheit mehr.
16. Keine Antibiotika mehr gegen Bronchialprobleme wegen Asthma.
17. Viel mehr Schwung und Energie.
18. Arthritis in den Fingern verschwunden.

Es dauerte eine Weile, bis sich die Kinder an die neuen „Trinkregeln" gewöhnt hatten, und es bleibt eine Herausforderung, sie dazu zu bringen, dass sie täglich genug Wasser trinken. Einige von uns haben mehr Salz in ihre Ernährung aufgenommen, um Kopfschmerzen und tränenden Augen vorzubeugen und den Schlaf zu fördern. Es ist uns nicht gelungen, durch das Wassertrinken automatisch abzunehmen, aber auf allen anderen Gebieten sind wir voll zufrieden. Mit Ausnahme der Gewichtsabnahme ließen sich alle Behauptungen des Buches in unserem Leben bestätigen.

Wir sprechen gerne mit *jedem* über unsere Erfahrungen, der sich dafür interessiert. Wir unterstützen jede Anstrengung, die medizinische, die pharmazeutische und die Getränkeindustrie dazu zu bringen, die elementare Bedeutung von Wasser für den menschlichen Körper anzuerkennen und ihre von Profitdenken gesteuerten Angriffe auf unsere Gesundheit zu unterlassen.

C. S. H.

* * *

Entzündungen der Nasennebenhöhlen

Ich bekam Ihr Buch von einem Freund, der Ihnen kürzlich geschrieben hat, um über den vielfältigen Nutzen zu berichten, den er aus dem Befolgen Ihrer Empfehlungen zum Wassertrinken gezogen hat. Er konnte erstaunlich schnelle Ergebnisse bei einer chronischen Infektion der Nasennebenhöhlen beobachten, an der er seit seiner Jugend litt.

Jetzt bin ich an der Reihe, um meinerseits die Wirksamkeit Ihres Programms zu bestätigen. Auf Grund der zahlreichen Veröffentlichungen, denen zufolge wir Salz aus unserer Ernährung verbannen sollen, hatte ich Salz praktisch völlig weggelassen, mit Ausnahme der kleinen

Salzmengen beim normalen Kochen. Ich habe mein Leben lang immer wieder an verstopfter Nase gelitten und war schon davon ausgegangen, dass das immer so sein würde. Auf Grund Ihrer Ermahnung, bewusst vernünftige, kleine Mengen an Salz zu verwenden, beschloss ich, das auszuprobieren – mit verblüffenden Ergebnissen! Ich muss noch nicht einmal mehr die Nase auch nur „hochziehen"! Ich werde deshalb in der Zukunft bei Ihrem „Wasserprogramm" bleiben. Ihr Buch führte nämlich auch dazu, dass ich umgehend meine Einstellung zu der täglich zu trinkenden Wassermenge geändert habe.

Danke für diese Informationen und für alles, was Sie zu deren Verbreitung tun.

J. R. P.

* * *

Asthma – chronischer Husten

In meiner frühen Kindheit litt ich an Asthma, das aber dann wieder verschwand. Allerdings hatte ich fortan in jedem Winter fürchterliche Anfälle von Bronchitis. Ich kann mich an kein einziges Jahr erinnern ohne einen anhaltenden, trockenen und stoßweise auftretenden Husten vom Herbst bis in den März. Einmal war dieser Husten sogar so schlimm, dass ich in eine Notfallambulanz gebracht werden musste. Bei anderen Gelegenheiten holte ich mir durch das ständige starke Husten eine Muskelzerrung und einmal sogar einen Rippenbruch. Die Ärzte verschrieben mir jedes Mal Antibiotika, die aber nicht die geringste Wirkung hatten, sondern andere Symptome verursachten, die alles noch schlimmer machten.

Dieses Jahr im Oktober sah ich mit Schrecken weiteren sechs langen Monaten des Leidens für mich und meinen Mann entgegen (der nachts durch meinen Husten wach gehalten wird). In meiner morgendlichen Meditation bat ich um einen Hinweis auf eine Lösung für mein Problem. Sofort hörte ich das Wort „Wasser" und wusste, dass das Trinken von mehr Wasser mir helfen würde, auch wenn ich keine Ahnung hatte, auf welche Weise.

Ich habe nie viel Wasser getrunken – nun fing ich also an, mehr davon zu trinken. Ich erhöhte meine Trinkmenge auf die üblichen 6 bis 8 Gläser täglich, die Ärzte normalerweise empfehlen.

Erstaunlicherweise bekam ich keine Anzeichen einer Bronchitis. Irgendwie hatte ich allerdings Zweifel an der Richtigkeit meiner inneren Führung. Ich bekam Zweifel an dem Zusammenhang zwischen meiner erhöhten Wasseraufnahme und meiner besseren Gesundheit. Ich nehme an, der Geist sucht immer nach Fakten und Zahlen, um das zu stützen, was der göttliche Teil in uns schon längst weiß. Gerade zu dem Zeitpunkt, als meine Zweifel einsetzten, erzählte mir jemand an meinem Arbeitsplatz von Ihrem Buch und ich bestellte es. Ihr Buch war der „Beweis", nach dem ich suchte! Ihre Erklärungen, wie Wassermangel zu Asthma und Bronchitis führt, waren glasklar für mich und stärkten mich in meiner Entschlossenheit, weiterhin mehr Wasser zu trinken. Ich habe auch das Salz in meine Ernährung aufgenommen.

Ich halte mich nicht so genau an Ihre Empfehlungen, wie ich es mir wünschen würde. Sobald ich aber nachlässig werde, merke ich schon ein wenig Kongestion im Brustraum und gebe gleich wieder auf meine Wasseraufnahme Acht. Ich bin überrascht, dass ich Ihnen von dem ersten Winter meines Lebens ohne Bronchitis berichten kann, ohne diesen anhaltenden, trockenen Husten, der mich jedes Jahr gequält hat.

Ich bin unglaublich dankbar für Ihre Arbeit und hoffe, dass Sie diese Informationen weiter verbreiten können, da ich überzeugt bin, dass viel Leiden gelindert und viel für Arztbesuche ausgegebenes Geld gespart werden könnte, wenn die Menschen verstünden, welche Bedeutung Wasser für das Funktionieren des Organismus hat.

R. S.

* * *

Allergien – Bronchitis – tränende Augen – Hiatushernie

Ich habe Ihre Kassetten und Ihre Bücher erhalten und jetzt seit acht Tagen täglich 2 Liter Wasser getrunken. Ich habe immer schon viel Wasser getrunken, mehr als jeder andere in meiner Familie oder meinem Freundeskreis. Ich habe mich oft gewundert, wie sie ohne Wasser auskommen konnten. Aber wahrscheinlich habe ich immer noch nicht genug getrunken. Seit ich Ihren Anweisungen folge, fühle ich mich sehr viel besser. Ich habe immer keltisches Salz verwendet, nie das Salz, das man in den Geschäften findet, aber keltisches Salz, das ich aus North Carolina beziehe, ist wunderbar. Auch meine Tochter und meine Schwester trinken jetzt mehr Wasser und meine andere Schwester in Arizona wird auch mit dem Wassertrinken anfangen.

Ich hatte einen fürchterlichen Bronchialhusten, tränende Augen, Allergien, Knochen- und Gelenkschmerzen und war etwas übergewichtig. Ich habe 2,5 Kilogramm abgenommen, meine Augen tränen weniger, die Knochen- und Gelenkschmerzen sind weg und meine Hiatushernie oder Refluxkrankheit, was es auch immer war, ist so gut wie verschwunden. Mein Heißhunger auf Süßigkeiten ist so gut wie weg und ich kann meine Hosen auf einem Bein stehend anziehen – dafür musste ich mich vorher auf die Bettkante setzen. Mein Haar sieht besser aus und die Leberflecken verschwinden nach und nach.

Ich glaube, dass Ihr Wissen über das Wassertrinken die wichtigste medizinische Information ist, die es seit Jahren gegeben hat, und ich bin von dem, was Sie sagen, überzeugt. Die meisten Mediziner und die Pharmakonzerne und Wissenschaftler wollen sich vor allem bereichern und deshalb interessieren sie sich nicht für wirklich einfache und nützliche Dinge. Falls das bitter klingt – ich bin nicht verbittert, sondern einfach nur entmutigt und von einem Berufsstand enttäuscht, der einen Eid geleistet und dann gebrochen hat. Es gibt aber auch einige gute Ärzte und dank ihrer haben wir beim Heilen Fortschritte gemacht.

A. S.

* * *

Migräne – Verstopfung – Nasenbluten – Allergien – Asthma

Ich lebe im Willamette-Tal in Oregon. Laut meinem Allergologen ist das für Allergiker einer der schlimmsten Orte im Land. Jahrelang habe ich wegen verschiedener Umweltallergien das ganze Jahr über Antihistaminika genommen, außerdem Steroide in Form von Nasensprays und Dosieraerosole gegen Asthma. Über einen Zeitraum von fünf Jahren bekam ich Allergeninjektionen. Trotzdem hatte ich im Frühjahr, Sommer und Herbst immer noch Allergiesymptome, wenn ich nicht täglich Antihistaminika einnahm. Im letzten Jahr wurden bei meiner zweieinhalb Jahre alten Tochter Allergien und Asthma diagnostiziert und sie bekam ebenfalls Antihistaminika und Dosieraerosole verordnet.

Dann tauchte auf einmal das Buch *Wasser – die gesunde Lösung* auf. Als meine Frau es mir das erste Mal zeigte (im August 1998), war ich sehr skeptisch. Ich habe eine Ausbildung für Sozialarbeit in Krankenhäusern und mir wurde beigebracht, dass Medikamente ein integraler Bestandteil bei der Behandlung der meisten chronischen Erkrankungen sind. Allerdings klangen Ihre Erklärungen über die Wichtigkeit des Wassers und die Wasser entziehende Wirkung von Medikamenten einleuchtend. Als Nebenwirkungen des durch die Medikamente gegen Allergien und Asthma verstärkten Wasserentzugs traten bei mir häufig Verstopfung, Nasenbluten und Migräne auf.

Nachdem ich Ihr Buch gelesen hatte, brachen meine Tochter und ich die medikamentöse Behandlung ab. Wir fingen beide an die empfohlenen Mengen Wasser (mit Meersalz) zu trinken. Da ich anderswo etwas über die Auswirkung von Milchprodukten bei Allergien und Asthma gelesen hatte, strichen wir Milchprodukte von der Liste unserer Nahrungsmittel. Bei meiner Tochter verschwanden die Symptome von Asthma und Allergien sofort. Meine Symptome ließen stark nach und bei genauer Einhaltung der Wasser- und Salzzufuhr sowie bei Vermeidung von Milchprodukten habe ich jetzt ausgesprochen selten Allergien und Asthma und leide nicht mehr an den Nebenwirkungen der Medikamente.

Danke, dass Sie dieses vernünftige Mittel bekannt gemacht haben.

J. B.

* * *

Erhöhter Cholesterinwert – Allergien

Ich hatte mehr als ein Jahr lang an einer durch eine Allergie bedingten Krankheit gelitten, als ich Ihre revolutionäre Erkenntnis über die Aufnahme von 2 Litern Wasser pro Tag als Grundlage für eine bessere Gesundheit entdeckte.

Ich folge Ihren Empfehlungen jetzt seit fast einem halben Jahr. Ich trinke täglich 8 bis 10 Gläser Wasser. Ich benutze wieder Salz in meiner Ernährung (nach Ihren Informationen besonders wichtig für Menschen, die an Allergien oder Asthma leiden) und ich habe meine Gymnastik durch zusätzliche tägliche Spaziergänge ergänzt. Koffeinhaltigen Kaffee habe ich aus meiner Ernährung verbannt.

Die Ergebnisse sind äußerst ermutigend. Ich fühle mich zunehmend kräftiger und vital und ich war überrascht und dankbar, als ich kürzlich erfuhr, dass mein Cholesterinwert von 229 auf 159 gesunken ist. Außerdem war ich überrascht über meinen Blutdruck, der nur 108/70 beträgt, obwohl ich seit einem halben Jahr wieder Salz zu mir nehme.

Danke für all Ihre Bemühungen, den Angehörigen der medizinischen Berufe sowie der breiten Öffentlichkeit diese wichtigen Erkenntnisse zu vermitteln.

W. M.

* * *

Allergien – übermäßige Schleimbildung

Ich leide seit fast eineinhalb Jahren an einer durch Allergie bedingten Krankheit. Etwa seit meinem 8. Lebensjahr leide ich an saisonalem allergischem Schnupfen, von dem ich bisher dachte, er sei von der großen Dichte an Pollen hier im Santa-Clara-Tal (heutzutage besser bekannt als *Silicon-Valley*) in Nordkalifornien verursacht. Im Februar vor einem Jahr zog ich mir ein Virus zu, das hier im Tal umging. Zu den Symptomen zählte ein Husten mit übermäßiger Schleimbildung, der zu einer Art „Kloß im Hals“ führte. Ich hoffte, diese Symptome würden von selbst wieder verschwinden.

Eine Krankenschwester sagte mir, dieses Virus sei weit verbreitet und ansteckend; sie selbst sei auch daran erkrankt, immer wieder, mindestens dreimal. Sie gab mir drei verschiedene Medikamente (zwei Tabletten und ein Nasalaerosol). Ich probierte die Medikamente aus, stellte aber fest, dass sie nur eine eingeschränkte Linderung brachten und die Nebenwirkungen zusätzliche Probleme hervorriefen. Nach etwa drei Wochen setzte ich die Medikamente einfach wieder ab. Ich wollte eine Behandlung, die die Ursachen beseitigte.

Ich begann meine Ernährung umzustellen und mehr Obst, Gemüse und nicht Schleim bildende Nahrungsmittel zu essen. Ich schränkte meinen Verzehr von Fleisch und Milchprodukten erheblich ein, das half zwar etwas, aber nur teilweise.

Vor drei Wochen las ich Ihr Buch und begann viele der von Ihnen empfohlenen Schritte durchzuführen. Ich habe sofort mit dem Kaffeetrinken aufgehört und trinke jetzt nur noch morgens eine Tasse koffeinfreien Kaffee. Ich habe meinen Weinkonsum um die Hälfte reduziert und verwende mehr Salz. Interessanterweise hatte ich jahrelang praktisch gar kein Salz verwendet, da ich dem Trend im ärztlichen Denken geglaubt hatte, demzufolge Salz Bluthochdruck verursacht und dem Körper schadet. Was aber am wichtigsten ist: Ich trinke die von Ihnen empfohlenen 8 bis 10 Gläser Wasser pro Tag. Außerdem mache ich zweimal täglich einen Spaziergang.

Was für ein Unterschied! Ich leide immer noch an übermäßigem Schleim. Allerdings ist die Menge in drei kurzen Wochen auf etwa die Hälfte dessen zurückgegangen, was ich in den letzten eineinhalb Jahren hatte. Heute ist mein schlimmster Tag noch besser als früher mein bester Tag. Mein Appetit ist besser, meine Energiereserven wachsen und ich fühle, dass ich mehr in mir selbst ruhe und mehr im „Hier und Jetzt" lebe. Ich bin überzeugt, wenn ich diese Änderung meines Lebensstils fortsetze und meinem Körper wieder genug Wasser zuführe, wird es mir mit der Zeit noch besser gehen. Ich sage mir selbst, dass ich nicht erwarten kann, die Probleme eines ganzen Lebens innerhalb von ein paar Wochen zu heilen. Ich bin jetzt 49 Jahre alt. Wahrscheinlich habe ich seit meiner Jugend nicht mehr genug Wasser getrunken. Meine Erkrankung war zweifellos die Art und Weise meines Körpers, mir zu sagen, dass ich an schwerem Wassermangel litt.

Bitte entschuldigen Sie, dass ich in diesem Brief so viel von mir selbst rede, aber ich dachte, dass eine ausführliche Beschreibung meiner Erfahrung Sie interessieren würde. Der eigentliche Grund dafür, dass ich mit ihnen Kontakt aufnehme, ist jedoch der, dass ich Ihnen für Ihre anhaltenden Bemühungen, die Menschen über Wasser als Heilmittel aufzuklären, und für Ihre große Hingabe und Ihr Durchhaltevermögen bei Ihrer Arbeit danken möchte. Ihre Anstrengungen den medizinischen „Status quo" zu verändern sind beispielhaft. Ich weiß, dass Ihre Arbeit mein Leben und das Leben vieler anderer zum Besseren verändert hat.

W. M.

* * *

Nasennebenhöhlen-Entzündung – Bronchitis

Ich möchte Ihnen danken, weil Sie mir geholfen haben, die Bedeutung von Wasser für meine Gesundheit besser zu verstehen. Im Mai diesen Jahres bekam ich eine Infektion der Nasennebenhöhlen, auf die im Juni eine Bronchitis folgte. Beide wurden scheinbar erfolgreich ärztlich behandelt. Einen Monat später verbrachte ich meinen Urlaub im Hochland von New Mexiko und bekam derartige Atembeschwerden, dass ich meinen Urlaub abbrach, um meinen Arzt aufzusuchen.

Das Problem schien Kurzatmigkeit oder nicht ausreichendes Einatmen von Luft zu sein. Mein Arzt wies mich sofort ins Krankenhaus ein, wo einige Untersuchungen im Hinblick auf mein Atemproblem und die vorausgegangene Infektion der Nasennebenhöhlen und Bronchitis durchgeführt werden sollten. Im Krankenhaus wurde die Lunge geröntgt, der Sauerstoffgehalt meines Blutes untersucht, ein Ruhe-, ein Belastungs- und ein 24-Stunden-EKG angefertigt und eine Lungenszintigraphie durchgeführt. Die Befunde waren normal. Am dritten Tag wurde ich entlassen und bekam ein Rezept über ein Beruhigungsmittel, das ich immer dann nehmen sollte, wenn ein „Atemzwischenfall" auftrat. Meine Atembeschwerden blieben unverändert bestehen.

Ein Freund, dem mein Mann von meinem Krankenhausaufenthalt und meinem Problem erzählt hatte, besuchte uns und brachte uns einen Artikel mit, in dem über ein Interview mit Ihnen berichtet wurde.

Sobald ich den Artikel gelesen hatte, begann ich mit der Wasserbehandlung, ich mache das jetzt also seit Anfang August. Ich muss betonen, dass ich auf Grund meiner Atembeschwerden sehr inaktiv geworden war und wenig sprach. Innerhalb einer Woche mit regelmäßigem Trinken von 8 Gläsern Wasser täglich fiel mir das Atmen leichter und kostete mich weniger Anstrengung. Ich hatte wieder genauso viel Energie wie früher. Seit diesem Zeitpunkt mache ich (jetzt schon mehr als drei Wochen lang) morgens und abends einen Spaziergang von jeweils 5 Kilometern. Das Beruhigungsmittel habe ich nicht genommen, denn ich hasse Beruhigungsmittel, und ich habe auch keinerlei andere Medikamente eingenommen. Mittlerweile habe ich mir ein Exemplar Ihres Buchs *Wasser – die gesunde Lösung* besorgt, es gelesen und mit Freunden und Verwandten darüber gesprochen.

Ich hoffe sehr, dass auch andere Menschen mit Atemproblemen etwas von Ihnen lesen und die Wasserkur, die mir so viel geholfen hat, ausprobieren.

M. A.

* * *

Verstopfung

Danke für diese Homepage. Ich schätze den gesunden Menschenverstand und die gut dokumentierten wissenschaftlichen Quellen, die Ihrer Entdeckung zugrunde liegen. Ich hatte kürzlich eine Blaseninfektion und trank deshalb deutlich mehr. Die durch meine Medikamente verursachte Verstopfung verschwand völlig und ich fühle mich besser als jemals zuvor. Warum hat mir mein Arzt nicht geraten, ausreichend Wasser zu trinken, als ich an schwerer Verstopfung litt und ständig Beschwerden hatte? Warum lernt man etwas so Einfaches nicht im Gesundheitsunterricht der Grundschule? Ich würde meinen, ein Arzt könnte mich doch einfach daran erinnern, Wasser zu trinken!

Ich leide ebenfalls an intermittierender MS und hoffe, meine neue Gewohnheit wird mich gesund erhalten. Ich frage mich, ob diese Krankheit auf meinen jahrelangen Alkoholmissbrauch und den daraus entstandenen Wassermangel zurückzuführen ist. Ich kann Ihnen nicht genug für Ihren gesunden Menschenverstand und für die eindrucksvollen Belege der Wirksamkeit dieser einfachen Kur danken!

Nachricht per E-Mail an www.watercure.com

* * *

Asthma – Atembeschwerden

Ich bin glücklich, Ihr Buch *Wasser – die gesunde Lösung* gefunden zu haben. Ich arbeite in einer öffentlichen Bücherei und sah eine Anzeige für Ihr Buch. Meine Aufmerksamkeit war sofort gebannt, noch ohne dass ich genau wusste, warum. Ich bin 60 Jahre alt und war in meinem

Leben bei recht guter Gesundheit. In den letzten Jahren hatte ich allerdings mit Asthma und Atembeschwerden, Anfällen von Husten, häufigen Schlafstörungen oder sogar völliger Schlaflosigkeit zu tun. Ich habe Hustenmedizin, Halstabletten, Nasensprays, Ernährungswechsel ... ausprobiert, aber alles war erfolglos.

Im letzten Winter (Februar 2000) wurde bei mir eine leichte Lungenentzündung festgestellt, die mir ziemlich starke Schmerzen und Beschwerden verursachte. Unter Behandlung mit starken Antibiotika heilte sie wieder ab, aber die Asthmasymptome klangen nie wirklich ab. Als ich vor einigen Wochen ein Exemplar Ihres Buches bekam, war ich umgehend von Ihren Ausführungen über den Wassermangel im Körper fasziniert und sie erschienen mir sehr vernünftig. Ich hatte jahrelang kein Wasser getrunken, nur Kaffee, Säfte und Tee, weil ich dachte, dass dies genug an Flüssigkeit sei. Offensichtlich war es das nicht, wie ich beim Weiterlesen feststellen konnte, als ich erfuhr, wie Asthma entsteht.

Jetzt mache ich die Wasserbehandlung – wie ich das nenne – seit bereits vier Wochen und ich kann sagen, dass ich mich viel besser fühle. Der Husten und die übermäßige Schleimbildung lassen nach, ich schlafe nachts 8 Stunden ohne Unterbrechung und ich fühle mich insgesamt einfach *viel* besser! Ich habe auch zur Kenntnis genommen, dass Sie eine erhöhte Salzaufnahme empfehlen. Ich bin Ihnen *so* dankbar für diese einfache Lösung ziemlich schwerwiegender Probleme, mit denen viele Menschen zu tun haben. Vielen Dank für Ihre Forschung und für Ihren Mut und die Weitsicht, mit der Sie diese Arbeit unter eindeutig unfreundlichen oder sogar feindseligen Umständen fortsetzen.

Ich versichere Ihnen, dass ich, wann immer möglich, von Ihnen erzählen werde; das Leben vieler Menschen wird sich ändern, wenn sie sich einfach an *Ihre* Leitlinien halten.

S. C.

* * *

Bronchiektasie – Husten – Hautbeschwerden – Kurzatmigkeit

Ich schreibe Ihnen über meinen Mann G., der 58 ist und an Bronchiektasie leidet. Seit er an den Nasennebenhöhlen operiert wurde, hat er Probleme mit seiner Atmung. Im letzten Juni wurde er ernstlich krank. Er konnte nicht mehr richtig atmen, war erschöpft und litt unter ständigem Husten. Es wurden Röntgenaufnahmen angefertigt, aber falsch ausgewertet. Eine Überweisung zu einem Facharzt braucht Zeit und ist in diesem Land nicht immer einfach. Jetzt, im September, war G. endlich bei einem Facharzt, der meinte, dass sich G. seit Juni mit einer Lungenentzündung herumschleppe. Er bekam auch am ganzen Körper Hautausschlag. So etwas habe ich noch nie gesehen – er war über und über voll davon! G. hat jahrelang Antibiotika genommen und jetzt helfen sie nicht mehr. Der Facharzt hat ihn zur intravenösen Verabreichung von Antibiotika ins Krankenhaus eingewiesen.

Und jetzt kommt Ihr Beitrag, Dr. Batmanghelidj. Ich las Ihr Buch gerade, als G. ins Krankenhaus kam, und begann bei ihm mit der Wasserkur, noch während er im Krankenhaus lag. Ich kann Ihnen sagen, dass ich innerhalb von 24 Stunden Wirkungen sah! Am auffälligsten war der Husten. Plötzlich hustete er nicht mehr die ganze Zeit, nur ab und zu, und es schien nicht mehr so tief aus seinem Brustkorb zu kommen. Von da an ging es ständig aufwärts!

Ich bin sicher, dass auch die Antibiotika gewirkt haben, aber ich bin überzeugt, dass es das Wasser war, das zu einer so schnellen Erholung geführt hat. Er macht entsprechend Ihren Empfehlungen weiter und hat auch das Salz in seine Ernährung integriert.

Ich habe das alles dem Arzt berichtet; mit Ihrer Auffassung von der Bedeutung des Wassers war er einverstanden, aber das war auch schon alles. Es ist genauso, wie Sie sagen: Nur wenn jemand infolge von Wassermangel kurz vor dem Zusammenbruch steht, tut er etwas dagegen. Die Ärzte haben nie in Erwägung gezogen, G. wieder genug Wasser zuzuführen, aber dank Ihres Buches tat ich es!! Meine Hoffnung und mein Ziel ist es, dass G. eines Tages gar keine Medikamente mehr braucht.

M. M.

* * *

Erhöhter Cholesterinwert

Hiermit möchte ich Ihnen sagen, wie dankbar ich dafür bin, dass Sie aus mir einen wesentlich weniger beunruhigten Mann gemacht haben. Seit 1982 hatte ich zu hohes Cholesterin. Beim ersten Mal war der Wert 278. Ich befand mich zu dieser Zeit in Deutschland und wurde auf eine derart strenge Diät gesetzt, dass ich in weniger als zwei Monaten 8 Kilogramm Gewicht verlor, aber der Cholesterinwert sank nur auf 220. Ich weigerte mich, das Cholesterin mit Medikamenten noch stärker zu senken, vor allem weil die Ärzte gemäß den in unserem Land geltenden Normen meinen, dass dieser Wert nicht wirklich gefährlich sei.

Da ich mehr Geschäftsessen veranstalte und an solchen teilnehme, als man es von einem Diplomaten erwarten würde, und auf Grund der zusätzlichen Belastung durch den Umgang mit den Medien ging mein Cholesterinwert immer wieder rauf auf 260 und wieder runter auf 220, wenn ich von Zeit zu Zeit eine strenge Diät einhielt. Ich muss allerdings sagen, dass ich nur draußen gegen meine Diät verstieß; zu Hause war ich sehr streng mit mir selbst. Sogar draußen achtete ich sorgfältig darauf, wenn eben möglich Gerichte auszuwählen, die nicht besonders fetthaltig waren.

Im letzten Jahr stellte ich mit Entsetzen fest, dass mein Cholesterinwert auf 279 hochgeschnellt war. Glücklicherweise hatte ich inzwischen *Sie* kennen gelernt. Als Sie reichlich Wasser (zwei volle Gläser) vor dem Essen an Stelle der Medikamente „verordneten", die ich gerade beschlossen hatte einzunehmen, war ich sehr skeptisch. Vor allem, weil Sie nicht allzu viel Wert auf eine Diät legten. Innerhalb von zwei Monaten, in denen ich mich kaum an die ganzen alten „Regeln" hielt, die mir vorher das Leben schwer gemacht hatten, sank mein Cholesterinwert zum ersten Mal in neun Jahren auf 203! Erstaunlicherweise war auch mein Gewicht 4 Kilo niedriger und ich habe es seitdem unter Kontrolle.

Heute erfreue ich mich an – selbstverständlich mäßigem – Essen mehr als seit langem und ohne die Sorge, die mir immer im Nacken saß, und ich glaube deshalb, dass ich Ihnen zu großem Dank verpflichtet bin!

Minister M. W.

* * *

Migräne – Nacken- und Schulterschmerzen – Bauchschmerzen

Ich bin siebenunddreißig – eine Frau, die nie Durst hatte. Mit 22 wurde bei mir hohes Cholesterin (256) festgestellt, ohne weitere „Symptome". Ich hab immer mit meinen Freunden gescherzt, dass ich wohl in einem früheren Leben zu einem „Wüstenvolk" gehört haben müsse, weil ich nie das Bedürfnis hatte, Wasser zu trinken. Vor einigen Wochen war es dann mit dem Scherzen vorbei, als ich so krank wurde, dass ich mich fast nicht mehr bewegen konnte. Meine Hüften, meine Schultern, mein unterer Rücken und mein Nacken schmerzten, ich hatte pochende Kopfschmerzen und eine geschwollene Zunge! Als ich so dalag und mich fragte „Warum ich?", stellte ich fest, dass ich seit drei Tagen kein reines Wasser mehr getrunken hatte. In diesem Moment wurde mir klar, dass ich die Wahl hatte, mich für das Leben (Wasser) oder für einen langsamen, qualvollen Tod zu entscheiden.

Beim ersten Glas fühlte ich mich wie eine verwelkte Blume, die wieder zum Leben erwacht. Nach diesem ersten Glas begann ich, meinen Mangel an Durst, an Wasser und schließlich die chronische Austrocknung näher zu erforschen. Ich war schockiert, dass etwas so Einfaches alle meine Gesundheitsprobleme, die ich im Laufe der Jahre gehabt hatte, erklären konnte. Meine Beschwerden waren: Migräne, hohes Cholesterin, Schmerzen im linken Knie, Magenschmerzen usw.

Ich bestellte Ihr Buch *Wasser – die gesunde Lösung* und las es. Danke für Ihre wichtige und verantwortungsbewusste Stellungnahme! Ich kämpfe jeden Tag mit mir, dass ich nur ja die erforderliche Wassermenge trinke. Es ist mir noch so fremd! Nach den ersten Tagen mit der vollen Wassermenge fühlte ich mich fast schwindelig und so, als ob ich „schwebte". Mein Organismus gewöhnt sich langsam an meine erhöhe Wasseraufnahme und wenn ich auch an manchen Tagen nicht die volle Wassermenge zu mir nehme, ist mir mein Bedarf an Wasser und die aufgenommene Menge jetzt bewusst. Ich fühle mich besser und habe größere Energiereserven; allerdings weiß ich, dass es noch volle zwei Monate dauern wird, bis mein Körper wieder genug Wasser hat.

Jetzt arbeite ich an einem Artikel über chronischen Wassermangel, den ich als Freiberuflerin für eine Frauenzeitschrift für Gesundheit und Fitness schreibe. Ich hätte gerne ein paar Informationen darüber, wie man den tatsächlichen Bedarf des Organismus an Wasser genau berechnen kann. Ich wende die grundlegende Formel an (*täglich gut 30 Milliliter Wasser pro Kilogramm Körpergewicht*), mache mir aber Gedanken, dass bei dieser Menge möglicherweise nicht der zusätzliche Bedarf berücksichtigt ist, den der Körper einer Frau (a) zu bestimmten Zeiten während ihres Monatszyklus, (b) nach anstrengender sportlicher Betätigung und (c) während Schwangerschaft und Stillzeit haben könnte.

Außerdem beschäftigt mich das Thema (das ich vielleicht im Anschluss daran für eine Elternzeitschrift bearbeiten werde): Wie berechnet man am besten den tatsächlichen Wasserbedarf für ein Kind oder Kleinkind? Ich bin davon überzeugt, dass unseren Kindern die Schmerzen und Krankheiten der Vergangenheit erspart bleiben, wenn wir ihnen beibringen, die angemessene Menge an Wasser zu trinken.

Ich freue mich über jede Unterstützung, die Sie mir geben können.

R. B. L.

Kommentar: Ein Kind braucht mehr Wasser als ein Erwachsener. Der Grund dafür liegt auf der Hand. Jede neue Zelle im Organismus eines sich entwickelnden Kindes muss zu 75 Prozent ihres Volumens mit Wasser gefüllt werden. Darum geht es beim „Wachstum“. Eine schwangere Frau muss mehr Wasser guter Qualität trinken als andere, um den Fötus in ihrer Gebärmutter mit zu versorgen. Wasser guter Qualität bedeutet nicht: industriell hergestellte Getränke und Alkohol, die den Körper weiter austrocknen. Austrocknung bei der Mutter kann Stress für den Fötus bedeuten und sogar bis über die Geburt hinaus eine „Chemie der Angst“ beim Kind verursachen. Aus diesem Grund neigen Kinder von Alkoholikern in ihrem späteren Leben zu ernsten Gesundheitsproblemen.

Von der Geburt bis zu dem Zeitpunkt, da es voll ausgewachsen ist, braucht ein Kind immer noch mehr Wasser als ein Erwachsener. Wie Sie in den Briefen über Asthma gelesen haben, ist Wasser unverzichtbar für die Vorbeugung gegen die durch Austrocknung bedingten Krankheiten, zu denen Autoimmunkrankheiten wie insulinabhängiger Diabetes, zystische Fibrose, Lupus und andere Krankheiten gehören.

Auch Kleinkinder brauchen Wasser. Die Muttermilch ist verdünnt, aber in Fertigmilch ist möglicherweise nicht genug Wasser vorhanden und sie kann zu einer ganzen Reihe von Problemen führen wie unerklärliche Ohrenschmerzen sowie Atemprobleme, die als „infantiles Asthma“ betrachtet werden müssen und die ich für die Ursache des plötzlichen Säuglingstodes halte. Kinder haben ein sehr gut ausgeprägtes Durstgefühl. Das Hauptproblem ist ihre Wahl von „Flüssigkeiten“ (Getränken) an Stelle des einfachen Wassers, für dessen Verarbeitung ihr Körper vorgesehen ist.

Zur Ernährung von Kleinkindern sollte unbedingt auch Wasser gehören, damit sie vor dem Austrocknen bewahrt werden, das *chemisch, physiologisch, unmittelbar und mittelbar ihr Immunsystem auf der Ebene des Knochenmarks unterdrückt.* Man braucht nicht viel Wasser, um Austrocknung bei Kleinkindern zu verhüten. Ein paar Gramm täglich, die der Fertigmilch über den Tag hin zugesetzt werden, reichen schon aus. Mütter sollten den Geschmack ihrer Kinder an einfachem Wasser kultivieren. Das könnte der größte Akt der Liebe für ihre Kinder sein. Das Wasser, das der Fertigmilch hinzugefügt wird, gibt die Energie für das Wachstum – ja, Wasser ist die primäre Energiequelle für sämtliche chemischen Reaktionen im Organismus; es generiert an sämtlichen Zellmembranen des Körpers Hydroelektrizität – und die festen Bestandteile der Milch werden dann für den Aufbau neuer Gewebe benutzt.

Bei einer Konferenz, auf der ich über den Zusammenhang zwischen geringer Wasseraufnahme und der Ablagerung von Cholesterin in den Herzarterien sprach, erzählte mir ein englischer Arzt über die Ergebnisse von Autopsien an Kindern, die bei Autounfällen ums Leben gekommen waren. Die mit Muttermilch gestillten Kinder hatten saubere Arterien. Die mit Fertigmilch ernährten Kinder zeigten ziemlich schwere Verlegungen einiger Herzarterien. Das alleine zeigt schon, dass Kleinkinder mehr Wasser zu trinken bekommen sollten, als es derzeit üblich ist.

* * *

Diabetes – Übergewicht – Schlafstörungen – Unruhe

Ich kann Ihnen nur dafür danken, wie hervorragend ich mich fühle. Vor einigen Monaten habe ich einen Artikel über Ihre Forschung zum Thema Wasser gelesen. Da ich damals nicht krank war, habe ich Ihren Rat nicht befolgt. Am 1. Juni, nachdem ich meinem Vater gesagt hatte, dass ich mich ausgetrocknet fühle, überprüfte er meinen Blutzucker – der Wert war 465. Ich suchte sofort meine Ärztin auf, die grimmig feststellte, dass die Tabletten wohl nicht helfen würden. Ich erinnerte mich an Ihren Artikel und machte mich daran, mich selbst mit Wasser zu heilen. Da ich nicht wusste, wie viel Wasser ich trinken sollte, entschied ich mich für 4 Liter täglich. Ich bin begeistert, Ihnen sagen zu können, dass ich nach zweieinhalb Wochen keine Tabletten mehr brauchte! Ich erzähle jedem davon, der bereit ist, mir zuzuhören. Mein Vater, der an insulinabhängigem Diabetes leidet, trinkt jetzt seit einem Monat Wasser und sagt, dass auch er sich ausgezeichnet fühle. Meine Werte liegen normalerweise unter 125 und niemals höher als 139. Ich habe abgenommen, schlafe besser, leide weniger an Unruhe und fühle mich einfach großartig.

Mein einziger Wunsch ist, Ihnen nochmals für Ihr Durchhaltevermögen, mit dem Sie die Menschen über den Nutzen von Wasser unterrichten, und für diesen neuen Ansatz in der Medizin meine Dankbarkeit auszusprechen.

L. L.

* * *

Übergewicht – Erschöpfung – Depressionen – Kopfschmerzen – unruhige Beine

Seit acht Monaten trinke ich jeden Tag drei Liter Wasser und erst seit ich so fit, gesund und froh bin wie heute, weiß ich, wie krank ich eigentlich war. Damals dachte ich, in der Hauptsache könne ich mich nicht recht von der Geburt meines zweiten Sohnes erholen, der gerade ein Jahr alt wurde. Ich fühlte mich immer erschöpft, kraft- und freudlos, verfiel häufig in depressive Phasen oder in Aggressionen, die sich gegen meinen Mann richteten. Jede Arbeit war mir zu viel.

Seit meinem 18. Lebensjahr litt ich unter starken Wassereinlagerungen, die meine Bewegungsfähigkeit einschränkten. Nach der Geburt hatte ich nochmals zehn Kilogramm zugenommen, obwohl ich vorher schon starkes Übergewicht hatte. Ich wog 93 Kilo bei 1,68 Meter Körpergröße. Diäten habe ich schon lange aufgegeben, weil sie eine der Ursachen für die vielen Gewichtsschwankungen im Laufe meines Lebens waren. Stattdessen versuchte ich seit Jahren herauszufinden, aus welchen Gründen ich essen musste. Ich kam mit Hilfe meiner Ärztin zu dem Schluss, dass ich seit vielleicht zwanzig Jahren unter Esssucht leide. Diese Erkenntnis und der damit erwachsende Berg an Arbeit an meiner Psyche stürzte mich in noch tiefere Depressionen. Eigentlich wollte ich an gar nichts arbeiten, ich wollte nur frei sein. Frei von Problemen, frei von Übergewicht, ja manchmal auch frei von meiner Familie.

Die Einfachheit des Wassertrinkens, so es denn Erfolg haben würde, überzeugte mich. Fast von Anfang an trank ich wie eine Verdurstende, war sofort „süchtig“ und pendelte mich auf 3 Liter pro Tag ein. Bereits nach einigen Tagen stellte sich der erste Erfolg ein: Beim Aufwachen morgens fiel mir zunächst die Abwesenheit von Beschwerden auf. Meine üblichen morgendlichen Kopfschmerzen und Schulterverspannungen waren einfach verschwunden und kamen niemals wieder! Zeitgleich beruhigten sich meine Beine. Früher konnte ich nicht still sitzen, konnte meine Katzen nicht auf dem Schoß haben, musste ständig die Sitzposition verändern. Ich war immer unter Anspannung. Auch das verflog innerhalb der ersten Woche.

Dann tat sich lange nichts – dachte ich. Heute denke ich, es muss eine Art „Erstverschlimmerung“ gewesen sein, was sich da abspielte. Es ging mir mies, ich war aber nicht mehr depressiv, eher aggressiv. Ich wollte alles ändern und zwar gleich. Ich wollte sofort einen neuen Job, meine Kinder betreuen lassen, eine Therapie machen, meine Ehe umgestalten. Glücklicherweise geht das alles nicht so schnell, denn der Anflug verging und machte Platz für ein neues Leben. Eine mir ganz fremde Ausgeglichenheit machte sich in mir breit, eine Gelassenheit und die Grundhaltung „Alles wird gut“, um die ich immer gekämpft hatte. Auf einmal gehörte diese Haltung ganz selbstverständlich zu mir.

Mein Essverhalten bewegte sich schon einige Zeit in überraschend normalen Bahnen. Eines Tages ekelte mich das Essen plötzlich an, ich wollte frei sein von allem, was dazugehörte. In derselben Minute begann ich ein zweiwöchiges Fasten, bei dem es mir köstlich ging. Nach dem Fasten entwickelte ich eine vorsichtige Nahrungserkundung, um herauszufinden, was mir gut tat und was nicht, einfach so, ich hatte das nicht beschlossen. Ich hatte mich in das körperliche Wohlgefühl verliebt und wollte es nicht mehr missen. Dann entdeckte ich Nahrungsmittelunverträglichkeiten, von denen ich nichts gewusst hatte. Durch den Verzicht auf Zwiebeln und Knoblauch verschwanden meine Wasserödeme, vollständig! Das allein erzeugt ein ungeheures Wohlbefinden.

Dann ergab es sich, dass ich Gelegenheit hatte, endlich wieder zu reiten, meine große Leidenschaft, der ich lange nicht nachgegangen war, aus Trägheit und aus Scham über meine Figur. Der Anfang war schwer, aber meine neu gewonnene Energie und die ebenso neue Geduld halfen mir, auf das Ergebnis zu warten. In den letzten sechs Monaten habe ich nun 20 Kilo abgenommen, denn mein Essverhalten ist durch das „Wunder" des Wassertrinkens ganz gesund geworden, ohne Selbstkasteiung. Ich entdecke eine ganz neue Freude am Essen, die nicht mehr über Menge definiert ist. Beim Reiten verliere ich nach und nach Gewicht, in dem Maße, wie meine Leidenschaft für diesen Sport zunimmt ...

All die Jahre, in denen ich versuchte, psychische und körperliche Probleme durch Selbsterkenntnis und mit Hilfe vieler Ärzte aufzuarbeiten, sind gekrönt von einem einfachen und dadurch so bestechenden Erfolg: Das Wassertrinken hat mich rundum gesund gemacht, ich bin zufrieden mit meinem Leben und glücklich in meiner Familie, ausgeglichen und aktiv. Ich danke Herrn Batmanghelidj von ganzem Herzen für sein Buch, das mein Leben so verändert hat.

A. M. (Deutschland)

* * *

Diabetes

Im Folgenden gebe ich Ihnen einen ausführlichen Bericht über die morgendlichen Nüchtern-Blutzuckerwerte meiner vierzigjährigen behinderten Tochter Susan, bei der in diesem Jahr Diabetes Typ 2 festgestellt wurde und die Mitte Mai mit Ihrer Wasser-und-Salz-Behandlung begann. Anfang Mai waren wir zum ersten Mal auf ihr

Blutzuckerproblem aufmerksam geworden, als eine Routineuntersuchung des Blutzuckers einen Wert von 298 mg/dl ergab. Sofort durchgeführte Untersuchungen des Nüchtern-Blutzuckers ergaben einen Wert von 189 mg/dl (am 7.5.) und einen Kontrollwert von 159 mg/dl (ebenfalls nüchtern, am 20.5.). Nach dem ersten Nüchternwert hatte sie sofort mit der Wasser-und-Salz-Behandlung begonnen. Ihr HbAIC-Wert von 9,4 (ebenfalls am 7.5.) ließ dem Arzt wenig Zweifel an der Richtigkeit der Diabetesdiagnose.

In den ersten drei Monaten mit Wasser und Salz lag ihr morgendlicher Nüchtern-Blutzuckerwert durchschnittlich bei ungefähr 133 mg/dl, was bei einem Diabetiker einer guten Blutzuckereinstellung entspricht, und mit Ablauf der ersten drei Monate besserte sich der HbAIC-Wert auf 7,4. Seitdem wurde der HbAIC-Wert nicht überprüft, aber ihre Nüchtern-Blutzuckerwerte haben sich weiterhin gebessert und liegen jetzt durchschnittlich bei 114 mg/dl, was stark dafür spricht, dass sich der nächste HbAIC-Wert signifikant gebessert haben wird.

Bemerkenswert ist, dass Susan diese besseren Werte ohne Insulin oder andere Medikamente erreichte und dass sie nicht etwa eine strikte Diät einhielt, sondern sich gemäß den Ernährungsgewohnheiten der restlichen Familie ernährte.

Gestern vor einer Woche nahm ich am Treffen einer Diabetikerselbsthilfegruppe teil. Der Gastredner war ein pensionierter Endokrinologe, der mehrere Jahre lang Vorsitzender der Abteilung für Diabetes bei unserer Gesundheitsfürsorgeorganisation war. Thema seines Vortrags war die Nervendegenerierung bei Diabetikern, wie sich diese verringern ließe, usw. Nach dem Treffen zeigte ich ihm das Diagramm mit Susans Blutzuckerwerten. Er reagierte völlig aufgeregt und meinte, dass sei phänomenal. Auf seine Frage erzählte ich ihm, dass Susan die Empfehlungen aus Ihrem Buch *Wasser – die gesunde Lösung* befolge. Als er fragte, wie er an dieses Buch kommen könne, zeigte ich ihm mein eigenes Exemplar und er kaufte es mir sofort ab.

Ich hoffe, dass dieser ausführliche Bericht über Susans Fall ein hilfreicher Beitrag zu Ihrer Forschung sein wird. Susan hat sich gerne damit einverstanden erklärt, dass Sie diese Daten für Ihre Forschung verwenden, auch in Ihren zukünftigen Veröffentlichungen. Vielen Dank für Ihre Hilfe.

T. P.

* * *

Bluthochdruck – erhöhter Cholesterinwert

Ich schreibe Ihnen, um Ihnen zu berichten, wie mir das tägliche Trinken von mehr Wasser zu einer besseren Gesundheit verholfen hat. Nachdem ich Ihren Artikel über *Wasser – die gesunde Lösung* gelesen hatte, begann ich Mitte letzten Jahres, täglich 8 bis 10 Gläser Wasser zu trinken. Nach einem halben Jahr mit dieser zusätzlichen Wasseraufnahme ist mein Blutdruck von 140/80 auf 110/70 gesunken. Mein Cholesterinwert sank von 201 auf 171. Ich habe festgestellt, dass ich mein Gewicht halte. Früher habe ich im Herbst immer zwei bis zweieinhalb Kilo zugenommen – dieses Jahr nicht. Die einzige Änderung meiner Ernährungsweise ist die Wasseraufnahme.

Ein weiteres interessantes Detail: Ich nehme jetzt jede Nacht ein Glas Wasser mit ans Bett. Fast jede Nacht, in den ersten Stunden, schreit mein Körper nach Wasser. Ich werde sehr trocken und durstig.

B. P.

* * *

Angina pectoris – Sodbrennen – Gicht

Zunächst möchte ich Ihnen sagen, dass ich zum ersten Mal in der Radiosendung *Coast-to-Coast AM [Von Küste zu Küste]* mit Barbara Simpson von Ihnen hörte. Damals ging es um Asthma, an dem mein Enkel leidet, und ich bestellte daraufhin Ihr Buch *Wasser hilft*. Schon nach dem ersten Kapitel bestellte ich weitere Bücher für Verwandte und Freunde sowie eine Aufzeichnung der Radiosendung. Mir wurde klar, dass viele der Gesundheitsprobleme, an denen ich selbst litt, eher auf Wassermangel als auf mein Alter (71 Jahre) zurückzuführen waren. Deshalb wurde ich zum Anhänger Ihrer neuen Theorie, fing mit Ihrer Wasser-und-Salz-Kur an und innerhalb einer Woche beobachtete ich erstaunliche Ergebnisse.

Ich leide nicht mehr an: Dermatitis, trockener, fleckiger Haut, lageabhängigem Ödem, einer so genannten Pilzinfektion unter meinen Zehennägeln, an Gicht, Angina pectoris, Sodbrennen (bis die Beschwerden aufhörten, dachte ich, dass ich eine Hiatushernie hätte) und Dyspepsie! Ich habe ohne Diät 2,5 Kilo abgenommen und fühle mich geistig und körperlich besser, wahrscheinlich, weil mein Stoffwechsel besser funktioniert.

R. G.

* * *

Bluthochdruck

Im Juni 1997, als ich bei einer medizinischen Untersuchung für die Erneuerung meines Flugscheins als Pilot von Frachtflugzeugen scheiterte, entdeckte ich die Bedeutung von Wasser und Salz für den menschlichen Organismus. Mein Ruheblutdruck betrug 230/110. Ich wurde danach am Boden eingesetzt und aufgefordert, meinen Hausarzt aufzusuchen. Er sagte mir, dass ich Medikamente gegen den Bluthochdruck einnehmen müsse, aber ich beschloss für mich, dass ich noch nicht ständig Medikamente einnehmen wolle.

Ich verließ ihn enttäuscht und wollte den Befund nicht wahrhaben. Ich hatte immer einen Blutdruck von 120/80 gehabt. Nach einigen Wochen, in denen ich es mit Knoblauch, mit Vitaminen, mit vermehrter körperlicher Betätigung und dann auch mit Medikamenten versuchte, ging ich wieder zu ihm – ich hatte immer noch einen Blutdruck von 180/100. Er sagte mir, dass es ohne medikamentöse Behandlung zu einer Herzerweiterung und in der Folge zu einem Herzanfall oder Schlaganfall kommen werde.

Ich ging niedergeschlagen nach Hause. Ich wollte nicht akzeptieren, dass ich mit 54 Jahren schon zu den Alten und Kranken gehörte. Ich sprach mit einem Freund über meine Situation – da erzählte mir ein pensionierter Chiropraktiker von Ihrem Buch *Wasser – die gesunde Lösung*. Er lieh mir sein Exemplar und riet mir, eine Woche lang kein Koffein zu trinken, aber täglich 10 Gläser Wasser und mit der Nahrung einen halben Teelöffel Salz einzunehmen.

Ich sah ihn an, als ob er verrückt wäre. Ich hielt seit Jahren eine salzfreie Diät ein. – Nun danke ich dem Schöpfer für Ihr Buch, Dr. Batmanghelidj, und dem Chiropraktiker für seine Zeit und Großzügigkeit.

Mein Blutdruck beträgt inzwischen 117/75. Ich nehme keinerlei Medikamente und habe mit 56 Jahren „unbegrenzte" Energiereserven. Keine Kopfschmerzen mehr oder Schmerzen im unteren Rücken. Meine Nasennebenhöhlen sind frei und ich habe keine Verstopfung mehr.

Jim Bolen

Kommentar: Ich habe Jims Name unter seinem Brief stehen lassen, um ihm für seine unaufhörlichen Bemühungen im Laufe der letzten Jahre zu danken, die „Wassergeschichte" allen Menschen mitzuteilen, denen er begegnet. Er hat LKW-Fahrten durch Amerika auf den wichtigsten Überlandstrecken von Nord nach Süd und von West nach Ost genutzt, um Kontakte zu knüpfen: An Raststätten, in Kirchengemeinden, an Orten, an die er seine Waren liefert, und über Radiomitteilungen an seine Fahrerkollegen verbreitet er sein Wissen über Wasser. Er beherrscht das Thema mittlerweile derart gut, dass er mich bei jedem unserer Treffen in Verlegenheit bringt.

Inzwischen hat er wahrscheinlich Zehntausende von Menschen erreicht. Er investiert einen beträchtlichen Anteil seines Einkommens in den Kauf von Büchern, Videobändern, Kassetten, um sie an Menschen zu verteilen, die mehr Informationen brauchen. Er gibt ihnen das Lehrmaterial als Leihgabe, bekommt es aber selten zurück. Er hat sich selbst die Verantwortung auferlegt, unschuldigen Menschen ohne Versicherung dabei zu helfen, eine bessere Gesundheit zu erlangen und den ständig ausgestreckten Krallen des „Krankheitswesens" zu entfliehen. Ich habe eine ganze Anzahl von Menschen getroffen, die Jim gerettet hat. Er ist unter seinen Kollegen im Transportgewerbe gut bekannt. Möge er für seine noblen Bemühungen gesegnet sein.

* * *

Bluthochdruck – Übergewicht – Nackenschmerzen

Kollegiale Grüße und nochmals Dank für die Arbeit, die Sie leisten, um die Informationen über chronischen Wassermangel zu verbreiten. Persönlich habe ich in den letzten fünf Wochen einen großen Nutzen aus diesen Informationen gezogen.

Seit ich begonnen habe, etwa 2,5 Liter Wasser pro Tag zu trinken, habe ich die folgenden Veränderungen festgestellt:

- Innerhalb der ersten 48 Stunden brauchte ich kein *Paracetamol* mehr, von dem ich bislang 2 Gramm täglich einnahm.
- Am dritten Tag fühlte ich mich etwas schwindelig und überprüfte meinen Blutdruck, der 92/45 betrug. Daraufhin senkte ich *Monopril* von 15 mg/Tag auf 10 mg/Tag und mein Blutdruck stabilisierte sich bei 110/55.
- Ich nahm an Gewicht ab (Ödem), reduzierte deshalb *Maxzid* von 75/37,5 auf 37,5/25 und fühle mich weiterhin gut.

Ich arbeite mit meinem Arzt gemeinsam daran, meine Medikamente möglichst noch weiter zu senken. Vorher hatte ich fast mein ganzes Leben lang einen Blutdruck von 120/70.

Derzeit nehme ich *Lanoxin* 0,125 mg, *Maxzid* 37,5/25, *Monopril* 10 g, *Pravachol* 20 mg und *ASS* 80 mg täglich. Ich hoffe, dass ich einige dieser Medikamente weiter reduzieren und mit der Zeit vielleicht sogar ganz absetzen kann.

Man sagte mir, dass ich an Linksherzinsuffizienz leide, da mein Herz nach zwei größeren Herzinfarkten 1980 und 1990 durch den Verlust an Herzmuskel deutlich erweitert ist. 1990 bekam ich einen 6-Gefäße-Bypass. Mein Ödem wechselt zwischen 1 und 2 plus, obwohl ich täglich mehrere Stunden mit hoch gelegten Füßen verbringe, und zwischen 3 und 4, wenn ich herumlaufe. Nach dem Treppensteigen von einer Etage zur nächsten habe ich Atemnot und laufen kann ich einen knappen Kilometer mit einiger Mühe – aber Angina pectoris habe ich nicht mehr.

Außerdem möchte ich Ihnen mitteilen, dass ich festgestellt habe, dass meine Nackenschmerzen ein gutes Zeichen für Wassermangel sind. Wenn ich an einem Tag nicht genug Wasser trinke, habe ich schon am nächsten Morgen Schmerzen, die innerhalb von einer oder zwei Stunden nach dem Trinken einiger Gläser Wasser wieder abklingen. Seit ich in den letzten Monaten mit der Wasserkur begonnen habe, brauchte ich keine Schmerzmittel.

Machen Sie mit Ihrer Arbeit weiter, der Schöpfer möge Sie dabei segnen.

Dr. med. D. P. J.

* * *

Bluthochdruck – Übergewicht

Dieser Brief ist ein Erfahrungsbericht über die „Verdienste“ von Wasser als wesentlicher Teil des täglichen Bedarfs an Nahrungsmitteln für eine gute Gesundheit. Ich halte mich seit fast fünf Jahren an Ihre Empfehlungen und die positive Wirkung des Wassertrinkens ist für mich selbstverständlich geworden.

Als ich mit der Wasserkur begann, war ich übergewichtig, hatte Bluthochdruck und litt an Asthma und Allergien, die ich schon als kleines Kind hatte. Ich war wegen dieser Krankheiten in Behandlung. Heute habe ich mein Gewicht und meinen Blutdruck unter Kontrolle – ich habe ungefähr 15 Kilo abgenommen und 10 Punkte weniger beim Blutdruck). Durch Ihr Programm habe ich praktisch kein Asthma und keine Probleme im Zusammenhang mit Allergien mehr. Außerdem gab es noch andere wohltuende Wirkungen: Ich war weniger oft erkältet, hatte seltener Grippe und beides auch allgemein weniger stark.

Ich habe meiner Frau, die vier Jahre lang Medikamente gegen Bluthochdruck nahm, dieses Programm vorgestellt und durch vermehrtes Wassertrinken konnte sie kürzlich ihre medikamentöse Behandlung einstellen.

M. P.

* * *

Rückenschmerzen

In der letzten Zeit waren Rückenschmerzen mein schlimmstes Problem. Ich konnte nicht mehr ohne Schmerzen aus dem Bett aufstehen. Meine Frau musste mir Strümpfe und Schuhe anziehen. Jeden Schritt musste ich langsam und behutsam machen. Mich ins Auto zu setzen war ein größeres Problem.

Nachdem ich Ihr Buch gelesen hatte, begann ich mit der Wasserkur. Jetzt habe ich schon seit mehreren Wochen keine Schmerzen mehr. Dabei habe ich Kisten geschleppt, 1500 m^2 Rasen gemäht und weitere anstrengende Gartenarbeiten gemacht. Meinem Rücken geht es so gut wie seit Jahren nicht mehr.

Reverend F. E. O.

* * *

Polyzythämie – Bluthochdruck

Vor mehreren Monaten beendete ich die Lektüre Ihres faszinierenden Buchs *Wasser – die gesunde Lösung*. Ich muss sagen, dass ich es nicht aus der Hand legen konnte, bis ich es zu Ende gelesen hatte. Auch mehrere Freunde und Mitglieder meiner Familie haben es gelesen. Mein Bruder, der gewisse medizinische Kenntnisse besitzt, las es ebenfalls und fand es sehr interessant.

Ich leide an einer Krankheit mit dem lateinischen Namen *Polycythaemia rubra vera*. Mein Körper bildet zu viele rote Blutkörperchen. Ich werde mit *Hydroxycarbamid* behandelt. Von Zeit zu Zeit muss auch eine Plebothomie vorgenommen werden. Festgestellt wurde diese Krankheit vor etwa neun Jahren, als ich 33 Jahre alt war, aber mein Arzt meinte, dass ich diese Krankheit wahrscheinlich schon seit mehreren Jahren hätte. Es ist eine seltene Krankheit, die normalerweise bei viel älteren Menschen auftritt. Leute in meinem Alter erkranken daran normalerweise nicht. Niemand kennt die Ursache für diese Krankheit. Man sagte mir, dass sie vielleicht etwas mit Stress zu tun habe. Außerdem arbeitete ich mehrere Jahre lang als Wachmann in Fabriken und Industrieanlagen und war vielleicht chemischen oder toxischen Substanzen ausgesetzt. Meine Krankheit schien im Laufe der Jahre etwas schlimmer zu werden. Deshalb wurde die Behandlung mit

Hydroxycarbamid begonnen. Längerfristige Behandlung mit *Hydroxycarbamid* kann zu Leukämie und anderen Krankheiten führen.

Vor ungefähr acht Monaten las ich Ihr Buch und begann mehr Wasser zu trinken. Ich trinke täglich ungefähr 2,5 Liter. Im Laufe der Jahre litt ich auch an Bluthochdruck und stand unter starkem Druck meines Arztes, dagegen Medikamente einzunehmen. Zuerst war mein Blutdruck grenzwertig erhöht, aber er schien schlimmer zu werden. Ich habe so lange wie möglich die Einnahme der Medikamente verweigert, aber ich hätte so wohl nicht mehr viel länger weitermachen können. Ich begann also täglich 2,5 Liter Wasser zu trinken. Jetzt ist mein Blutdruck völlig normal. Tatsächlich scherzte bei einer meiner kürzlichen Kontrolluntersuchungen eine Krankenschwester, dass ich den Blutdruck eines Teenagers hätte.

Was die *Polycythaemia rubra vera* angeht, gibt es auch eine Besserung. Seit ich vor acht Monaten begann mehr Wasser zu trinken, scheint es, dass sich meine Krankheit bessert. Ich gehe ungefähr alle drei Monate zu einer Kontrolluntersuchung und jedes Mal wird eine Blutprobe für Laboruntersuchungen entnommen. Mein Bruder sagte mir, dass sie unter anderem einen Wert testen, der RDW (Erythrozytenverteilungsbreite) genannt wird. Soweit ich das verstehe, zeigt dieser Wert, wie gesund meine Zellen sind, ob sie mutiert sind oder nicht. Wenn sie stark mutieren, kann das zu Leukämie und anderen Krankheiten führen. Dieser Wert wurde vorher auch immer etwas schlechter. Jetzt ist er völlig normal.

Ich werde meinen Arzt bald fragen, ob ich die Medikamente nach und nach absetzen und nur die Phlebotomie machen kann. Sowohl mein Arzt als auch mein Bruder sprachen davon, dass ich das tun solle.

Es ist eine Schande, dass die Ärzteschaft die Notwendigkeit des Trinkens größerer Mengen Wasser nicht ernster nimmt. Ich wünschte nur, dass ich das alles viel früher gewusst hätte. Ich werde allen meinen Freunden und Verwandten davon erzählen. Und ich wünschte, ich könnte viel mehr tun, um Ihnen beim Verbreiten zu helfen.

Ihr I.

* * *

Migräne

Ich habe jahrelang an Kopfschmerzen gelitten. Ich habe Ärzte, Neurologen und Chiropraktiker aufgesucht und Hunderte von Dollar in Szintigraphien und Röntgenuntersuchungen des Kopfes investiert, alles ohne Erfolg. Zeitweilig hielt mich nur mein Glaube an Gott davon ab, sterben zu wollen, weil ich tagelang mit Schmerzen in meinem Bett lag. Medikamente halfen nicht und es sah so aus, als ob die Schmerzen einfach ihre Zeit dauerten und dann von selbst aufhörten. Es gelang mir nie, einen Zusammenhang zwischen meiner Ernährungsweise und meinen Kopfschmerzen herzustellen, und das einzige erkennbare Muster war, dass die Kopfschmerzen immer einige Stunden nach einer Mahlzeit einsetzten.

Eines Tages sagte mir ein Freund, dass meine Kopfschmerzen seiner Meinung nach daher kämen, dass ich nie genug Wasser trinke. Mir war klar, dass ich tatsächlich kein reines Wasser trank, war aber der Meinung, dass meine Kräutertees und Fruchtsäfte, die ich zusätzlich zu dem hohen Obstanteil meiner Nahrung trank, meinen Flüssigkeitsbedarf bei weitem deckten. Drei Tage später blätterte ich in einer Gesundheitszeitschrift, aus der mir eine Werbeanzeige für Ihr Buch *Wasser – die gesunde Lösung* geradezu in die Augen zu springen schien. Ich kaufte die Zeitschrift und schickte die Bestellung für Ihr Buch ab.

Als ich es erhielt, las ich es immer wieder, um diese neuen Erkenntnisse über das Wasser zu verinnerlichen, und als ich die Fehler in meinen Trinkgewohnheiten erkannte, machte ich mich gleich daran, sie zu korrigieren. Kann sich irgendjemand ohne eigene Erfahrung wirklich vorstellen, was es heißt, wenn sich normalerweise schmerzerfüllte Tage in wunderbar schmerzfreie Tage wandeln, an denen man machen kann, was man möchte, anstatt mit Kopfschmerzen dazuliegen? Es dauerte Monate, bis mein Körper mit ausreichend Wasser versorgt war, und jetzt sind Kopfschmerzen etwas, was gelegentlich auftritt, aber nicht die Norm ist. Ich danke meinem liebenden und sorgenden Schöpfer, dass er mich zu dieser Wahrheit geführt hat. Und ich danke Ihnen, Doktor, für Ihre großartige Arbeit und Ihr Durchhaltevermögen, mit dem Sie den Menschen diese Wahrheit näher bringen.

Ich gebe Erwachsenen in einer Abendschule Unterricht zum Thema „Bessere Lebensmittel und Ernährungsgewohnheiten“ und widmete schnell eine meiner Unterrichtseinheiten vollständig dem

Bedarf des Organismus an Wasser. Mit diesem Wissen konnte ich vielen Menschen zu einer besseren Gesundheit und weniger Schmerzen verhelfen. Ein Freund sagte mir, er müsse in einigen Tagen wegen eines Magengeschwürs ins Krankenhaus. Ich riet ihm, den Termin abzusagen und die Wasserkur auszuprobieren, die Sie empfehlen. Er tat es etwas zögerlich und war erstaunt und dankbar festzustellen, dass seine Schmerzen abklangen und dass nach einiger Zeit auch sein Geschwür geheilt war, ganz ohne Medikamente.

M. B.

* * *

Kopfschmerzen

Ein Freund empfahl mir, Ihr Buch *Wasser – die gesunde Lösung* zu lesen; das habe ich in den letzten zwei, drei Monaten getan. Ich hatte 15 Jahre lang an Kopfschmerzen gelitten und war an den Punkt gekommen, dass ich nicht mehr sicher war, ob die Tabletten, die ich gegen die Kopfschmerzen nahm, diese nicht erst verursachten und ich mich in einem Teufelskreis befand. Im letzten September las ich ein Buch, in dem geraten wurde Kaffee und Tee aufzugeben. Ich hatte zwar seit Jahren keinen Kaffee mehr getrunken, dafür aber reichlich Tee, und so dachte ich, dass das schwierig würde. Es war aber sehr einfach und ich trank dann an Stelle von Tee warmes Wasser oder kaltes Wasser und ich nahm auch keinen Raffinadezucker mehr zu mir. Es war mir nicht klar, wie viele pikante Speisen Zucker enthalten, bis ich anfing, die Etiketten zu lesen.

In den ersten beiden Monaten dieser „Tour" hatte ich ständig Kopfschmerzen, aber mit dem entsprechenden Durchhaltevermögen verschwanden sie. Wenn ich jetzt Kopfschmerzen habe, weiß ich gewöhnlich woher– beispielsweise von einem Glas Wein zum Mittagessen. Aber durch Wassertrinken kann ich die Kopfschmerzen normalerweise wieder loswerden, ohne Medikamente zu nehmen. Da mein Blutzuckerspiegel nicht mehr so großen Schwankungen unterliegt, bekomme ich auch nicht mehr diesen Heißhunger auf Zucker, wie das vorher der Fall war.

Seit September habe ich 7 Kilogramm abgenommen. Ich war schon immer sehr fit und aktiv, aber jetzt bin ich es noch mehr. Ich habe mich viel besser unter Kontrolle und fühle mich nicht so unter

Spannung, wie eine Sprungfeder, jederzeit bereit, loszuschnellen, wie das vorher der Fall war. Zuerst sagten meine Freunde: „Du hast abgenommen. Wie hast du das geschafft?" Ich erklärte ihnen das mit den Kopfschmerzen und was ich dagegen getan habe. Jetzt sagen sie: „Du siehst gut aus. Was ist dein Geheimnis?"

Dank Ihnen und Marilyn Granville, deren Buch ich weiter oben erwähnte, fühle ich mich wie ein anderer und viel glücklicherer Mensch. Deshalb sage ich Ihnen ein großes Dankeschön. Ich bin dabei, meine Familie und meine Freunde von den positiven Wirkungen des Wassertrinkens zu überzeugen.

L. C.

* * *

Verdauungsstörungen – Migräne

Ich bin Chirurg in Columbus, Georgia, und möchte Ihnen persönlich für Ihre Serie über den Wasserbedarf des Organismus danken.

Vor Jahren stellte ich fest, dass ich durch ein paar Gläser Wasser endlich die Verdauungsstörungen lindern konnte, mit denen ich sozusagen geboren zu sein scheine. Allerdings habe ich aus diesem Wissen nichts gemacht. Außerdem hatte ich zehn Jahre lang Migräne, oft mit täglichen Kopfschmerzen. Ich stellte im Zusammenhang mit der Wasserkur fest, dass meine Kopfschmerzen weggingen, wenn ich so lange Wasser trank, bis ich zur Toilette gehen musste. Ich fühlte, wenn ich etwas gegessen hatte, das meine Kopfschmerzen auslöste, und dass ich es mit dem Wasser aus dem Körper spülte; die Kombination von Auslöser und Wassermangel führte in allererster Linie zu dem Problem.

Ich will damit sagen, dass meine Beobachtungen sich im Wesentlichen mit den Ihren decken. Als ich Ihren Informationen lauschte, öffnete sich mein Geist deshalb sofort einer anderen Denkweise, als ich gewöhnt war. Ich bin Ihnen wirklich dankbar.

Dr. med. St. H.

* * *

Migräne

Ich dachte, ich schreibe Ihnen kurz, um Ihnen mitzuteilen, wie ich mit Hilfe einer größeren Trinkmenge Wasser von dem Schmerzmittel *Excedrin* loskam. Nachdem ich Ihr Buch gelesen hatte, meinte ich, dass Wasser die Stelle dieses Medikaments einnehmen könne. Seit ich vor 35 Jahren an der Universität war, habe ich zwei bis acht Tabletten jeden Tag genommen und oft versucht, davon loszukommen. Mehr als zwei oder drei Tage habe ich es nie geschafft, bis ich wieder so stark Migräne hatte, dass ich über mehrere Tage sechs bis acht Tabletten täglich nehmen musste, nur um mich von dem Versuch zu erholen.

Vor zwei Monaten fing ich an, 10 oder mehr Gläser Wasser pro Tag zu trinken und diese Menge nach und nach auf 16 oder mehr Gläser zu steigern. Während der ersten Woche des Auftankens musste ich zwei Tabletten täglich nehmen, um einen schlimmen Rückfall der Kopfschmerzen zu vermeiden. Während der zweiten Woche konnte ich schon mit nur einer Tablette auskommen. Normalerweise traten die Kopfschmerzen gegen Mittag auf, aber die eine Tablette ließ sie verschwinden. In der dritten Woche reichte eine halbe Tablette. Ich konnte es nicht glauben und wurde optimistisch, ganz davon loszukommen.

In der vierten Woche kam ich ohne eine einzige Tablette, ohne Kaffee, Tee oder Alkohol aus. Jedes Mal, wenn ich aufziehende Kopfschmerzen spürte, trank ich zwei bis drei Gläser Wasser und die Kopfschmerzen verschwanden einfach. Erstaunlich ist, dass ich diese ganze Zeit über so beschäftigt und unter Stress war wie immer. Mein Mann und ich sind Bronzeskulptoren, leben auf einer Ranch und haben fünf Kinder, die bei uns leben. Wir machen künstlerische Skulpturen in Ton, fertigen unsere Formen, machen den Bronzeguss und kümmern uns um die Vermarktung unserer Kunstwerke. Die letzten Wochen habe ich damit zugebracht, eine ungewöhnlich große Anzahl an Formen und Arbeiten in Wachs zu machen. In der Vergangenheit bedeutete diese Arbeit eine große Anstrengung für die Augen, die zu steifen Nackenmuskeln führte, und damit stand der nächste Anfall mit wahnsinnigen Kopfschmerzen schon wieder fest.

Die Phase ohne *Excedrin* und Koffein dauerte zwölf Tage, bevor ich nachgab und nach einem besonders langen Tag mit Anfertigen von Formen *eine* Tablette nahm. Eine Woche später nahm ich insgesamt drei Tabletten (an drei verschiedenen Tagen). Jetzt bin ich in Woche 10 und halte meine Kopfschmerzen seit fast einem Monat nur mit Wasser in Schach. Mein Körper hat sich an die erhöhte Wasseraufnahme gewöhnt. Zuerst habe ich ein paar Pfund zugenommen, aber jetzt habe ich wieder mein Gewicht von vor eineinhalb Monaten.

Ich bin so froh, dass mir mein 83 Jahre junger Vater, A. N., von Ihrem Buch *Wasser – die gesunde Lösung* erzählt hat. Ich bin total erstaunt, dass meine Kopfschmerzen auf diese Weise aufgehört haben. Ich wollte, dass Sie wissen, wie gut diese Wasserbehandlung zum Absetzen von *Excedrin* war. Wenn ich etwas über immer wiederkehrende Kopfschmerzen gelesen habe, stand da nie etwas über die Möglichkeit dieser schmerzlosen Kur. In all diesen Jahren habe ich täglich mehrere Gläser Wasser getrunken, aber wahrscheinlich war ich trotzdem noch ausgetrocknet. Vielen Dank für Ihre Forschung und dafür, dass Sie dieses Buch geschrieben haben.

P. H.

* * *

Migräne

Ich bin Kanadierin – ich trinke Wasser aus 500-Milliliter-Flaschen. Ich wiege 60 Kilogramm und bekomme immer diese fürchterliche Migräne. Ich habe auf Ihrer Homepage nachgeschaut und festgestellt, dass ich nicht genug Salz zu mir nehme. Danke für Ihre Hilfe.

Ich habe 49 Jahre lang an chronischer Migräne gelitten. Mit vier Jahren fiel ich aus einer Höhe von neun Metern von einem Balkon und landete auf Kopf und Rücken. Ich erlebte die Hölle. Meine Lehrer, Ärzte und Eltern nahmen mich nicht ernst, da Fünfjährige doch keine Migräne bekommen können. Ich kann mich an meine erste Migräne erinnern: Ich dachte, ich würde sterben.

Ich hatte chronische Schmerzen, die sich an den meisten Tagen einer Woche wie ein Kater anfühlten. Ich suchte Ärzte, dann Naturheilkundler und Chiropraktiker auf. Ich bekam keine Linderung. Ein Freund schickte mir die Adresse Ihrer Homepage und fragte, ob ich es nicht mal versuchen wolle. Ich war verzweifelt. Ihre Homepage war eine Antwort auf meine Gebete. Ich hatte vorher schon Wasser getrunken, aber kein Salz verwendet. Als ich die erste Flasche Wasser mit Salz trank, spürte ich umgehend den Unterschied. Ich sagte meinem Mann, dass ich mich wie neu fühle.

Ich lebe seitdem wie im Himmel. Das Leben ist herrlich. Während ich das schreibe, habe ich Tränen in den Augen. Seit dem 2. August 2001 ist mein Leben so wundervoll. Wissen Sie, mit welcher Ehrfurcht es mich erfüllt, schmerzfrei zu sein?! Ich dachte, ich müsste so sterben.

Gott segne Sie für diese Homepage. Jetzt lebe ich. Das Leben ist gut! Vielen, vielen Dank!

N. R. (Kanada)

* * *

Migräne – Übelkeit – Erbrechen – Schnupfen – geschwollene Augen

Kürzlich habe ich Ihr Buch *Wasser – die gesunde Lösung* gelesen und nun möchte ich Ihnen mitteilen, wie viele der Dinge, die Sie erwähnen, eine direkte Beziehung zu mir haben. Ich litt jahrelang an geschwollenen Augen, ständigem Schnupfen und Migräneanfällen. Das bei weitem Fürchterlichste war die Migräne, die schwerwiegende Auswirkungen auf mein Privatleben und meinen Beruf als Lehrerin hatte.

Die Schmerzen, die meistens von Übelkeit, Erbrechen und Lichtblitzen begleitet waren, machten mich häufig für zwei bis vier Tage unfähig zu irgendeiner Tätigkeit; es folgten jeweils ein oder zwei weitere Tage allgemeinen Unwohlseins. Mein Arzt behandelte mich mit *Parma*, *Ergotamin*, *Sandomigran*, *Metoclopramid*, *Imigran* und *Prozac* – mit geringem Erfolg. Die Schmerzen ließen zwar etwas nach, aber die eigentliche Migräne hielt weiter an. Mein Krankengymnast riet mir, mehr Wasser zu trinken, und gab mir Ihr Buch zu lesen.

Ich begann, jeden Tag etwa 2 Liter Wasser zu trinken – obwohl ich im Hinblick auf die Wirkung ziemlich skeptisch war. Doch dann passierte es: Ich fühlte mich beinahe umgehend anders, meine Augen sahen klarer aus und die Augenlider waren nicht mehr geschwollen. Ich hatte keinerlei allergische Reaktion mehr, das heißt kein Niesen, keine roten Augen und keine rote Nase mehr usw., aber den größten Unterschied erlebte ich in Bezug auf die Migräneanfälle. Ich würde gerne berichten, dass ich *keinerlei* Anfälle mehr habe, aber das ist nicht wahr. Kürzlich hatte ich einen Anfall, aber er war schon nach acht Stunden vorüber, nicht erst nach zwei Tagen, und anschließend konnte ich normal essen und trinken und meine Alltagsaktivitäten wieder aufnehmen, so als ob nichts gewesen wäre.

Das ist äußerst erstaunlich! Meine Migräneanfälle traten immer im Zusammenhang mit Stress auf, normalerweise immer dann, wenn ich anfing, mich nach einer anstrengenden Zeit voller Sorgen wieder zu entspannen. Der jüngste Anfall ereignete sich, nachdem ich über mehrere Wochen mit sehr vielen Problemen fertig werden musste – normalerweise hätte ich daraufhin mit einem Anfall von vier Tagen oder mehr gerechnet. Ich beabsichtige mit Ihrer Wasserkur weiterzumachen und natürlich bei meinem nächsten Kontrollbesuch mit meinem Arzt darüber zu sprechen. Ich habe auch schon angefangen, meinen Mann und meine vier Söhne zu mehr Wassertrinken anzuhalten.

Irgendwie weiß ich, dass das Trinken von Wasser, reinem Wasser, meine Gesundheit enorm verändert hat, und bin dankbar, dass ich Ihr Buch in die Hände gelegt bekam. Ich schicke Ihnen Gedanken voller Liebe und Frieden mit Dankbarkeit für Ihre Arbeit.

L. C. M.

* * *

Müdigkeit – Allergien

Letzte Woche hörte ich im Radio einen Teil eines Interviews über Ihr Buch *Wasser – die gesunde Lösung*. Ich ging los, um es zu kaufen, aber keine Buchhandlung hatte es vorrätig. Also bestellte ich es und bekam es heute. Es ist hervorragend.

Während ich auf das Buch wartete, steigerte ich meine Wasseraufnahme bereits auf nicht weniger als 2 Liter täglich. Ich war überrascht, wie schnell ich Verbesserungen in meinem allgemeinen Befinden feststellte. Meine Energiereserven nahmen zu und am Ende eines Tages fühlte ich mich nicht länger erschöpft. Vorher war ich immer müde und fühlte mich so, als ob ich nicht genug Schlaf bekäme. Ich trank dann den ganzen Tag Kaffee, um mich in Gang zu halten. Ich schlief jede Nacht gut acht Stunden, war aber trotzdem nicht ausgeruht, sondern fühlte mich, als ob es nur fünf gewesen wären. Auch längeres Schlafen bis zu neun oder zehn Stunden änderte daran nichts.

Ich war an dem Punkt angekommen, dass meine Frau mich drängte, einen Arzt aufzusuchen. Es gab auch Zeiten, da ich anfing zu zittern und mich fühlte, als ob ich ohnmächtig würde. Normalerweise aß ich dann etwas Schokolade und es ging wieder vorüber. In der letzten Woche hatte ich kein einziges Mal ein solches Gefühl. Ich hörte sogar auf Kaffee zu trinken und bekam keine Kopfschmerzen, wie sie bei Koffeinentzug üblich sind. Ich hatte auch keine Probleme mit meinen Allergien. Der Unterschied, der sich im Laufe dieser letzten Woche eingestellt hat, ist einfach erstaunlich.

Ich habe mir die Politik oder die finanziellen Interessen der Industrie hinter dem Gesundheitswesen bisher nie bewusst gemacht. Ich kann nur hoffen, dass es Ihnen gelingen wird, dieses System zu ändern. Sie sind ein wahrer Arzt!

T. E. A.

* * *

Migräne – geschwollene Fußgelenke – Lebensmittelallergien

Was für ein Glück hatte ich an dem Tag, als ich Ihr Buch *Wasser – die gesunde Lösung* entdeckte! Ich litt mehr als 20 Jahre an Migräne. Wie viele andere habe auch ich Linderung durch traditionelle Arzneien, Akupunktur, Akupressur, Yoga, Tai Chi, Meditation und eine Vielzahl verschiedener Diäten gesucht. Kein Wunder, dass das nicht wirkte – ich litt die ganze Zeit an Wassermangel.

Ich habe mich an Ihre Anweisungen gehalten und innerhalb weniger Tage wurden meine nächtlichen Migräneanfälle schwächer und verschwanden dann ganz. Zusätzlich besserten sich auch noch andere Probleme:

- Ein seit 30 Jahren geschwollenes Fußgelenk ist wieder normal.
- Die Feuchtigkeit meiner Scheide ist wiederhergestellt (ich bin 61 Jahre alt und Scheidentrockenheit war 40 Jahre lang eine Quelle erheblicher Beschwerden oder sogar Schmerzen).
- Lebensmittelallergien (vor allem gegen Weizen) sind weniger ausgeprägt. Bevor ich anfing Wasser in den von Ihnen empfohlenen

Mengen zu trinken, konnte ich noch nicht einmal ein Stückchen Brot essen; jetzt kann ich zwei Scheiben Weißbrot essen, zum ersten Mal in 15 Jahren!

Wie Sie sich vorstellen können, habe ich Ihre guten Nachrichten mit Enthusiasmus weiterverbreitet. Ich habe Freunden, Verwandten und meinem Arzt von Ihrem wundervollen Buch erzählt. Ich weiß, dass es entmutigend sein muss, in der etablierten Ärzteschaft so wenig Resonanz zu finden. Bitte denken Sie daran, dass es hier draußen viele „kleine Leute" gibt, die Ihnen dankbar sind, dass Sie nicht aufgegeben haben, sondern Ihre Forschung für uns weiterbetreiben.

Danke, danke und nochmals danke!

C. K.

* * *

Multiple Sklerose – Taubheitsgefühl

Ich habe Multiple Sklerose (MS). Die Diagnose wurde im April 2000 gestellt. Die MRT-Aufnahmen zeigten, dass die Myelinscheide fehlte und dass sich in meinem Gehirn Plaques gebildet hatten. Mein Neurologe sah sich meine Krankengeschichte an und sagte, dass der Beginn meiner MS auf den Zeitpunkt vor 18 Jahren zurückgehe, als ich zum ersten Mal ein Taubheitsgefühl und Kribbeln in der ganzen rechten Seite meines Körpers gespürt habe. Bei meinem ersten Anfall machte der Arzt alle möglichen Untersuchungen; er entnahm Liquor aus dem Rückenmark, um ihn zu untersuchen, aber die Probe ging im Krankenhaus verloren. Taubheitsgefühl und Kribbeln hörten nie ganz auf. Man lernt damit zu leben. Damals war ich ein halbes Jahr lang krankgeschrieben. Der nächste Anfall kam nach zwölf Jahren und betraf meinen Oberkörper. Diesmal ergab die MRT keinen unnormalen Befund im Nacken oder im Gehirn. In den nächsten beiden Jahren wurde eine Reihe von Untersuchungen der Nervenleitungsfähigkeit durchgeführt.

Im April 2000 bekam ich einen neuen Anfall und diesmal zeigte die MRT Zeichen von MS in Nacken und Gehirn. Ich litt an Taubheitsgefühl, Kribbeln, Schmerzen, undeutlicher Sprache, Verlust der Kontrolle über meinen rechten Arm, an Gangstörungen und

Gleichgewichtsproblemen, verlangsamten Körperfunktionen und anhaltender Müdigkeit.

Mein Arzt verschrieb mir *Avonex* [*Interferon beta–1a*]. Das half aber nur an drei Tagen der Woche. Die Wirkungsdauer verlängerte sich, als ich mit Wassertrinken und Meersalz anfing. Ich nehme auch kalt gepresstes Leinsamenöl ein, Vitamin-B-Komplex, Lecithin, ein gutes Multivitaminpräparat und Kalium. Zweieinhalb Monate nach Beginn der Wasserkur waren das Taubheitsgefühl und das Kribbeln verschwunden. In den darauf folgenden Monaten wurden mein Gang und mein Gleichgewicht besser und meine Körperfunktionen normalisierten sich wieder.

Im Dezember 2001 hatte ich einen Termin bei meinem Neurologen. Ich sagte ihm, dass ich *Avonex* absetzen und nur noch die Wasserkur machen wolle. Er meinte, dass er schon von der Wasserkur gehört habe. Ich sagte ihm, was man tun müsse, und dass man keinen Alkohol und kein Koffein zu sich nehmen dürfe. Koffein wegzulassen hielt er für eine gute Idee, weil es sich negativ auf bestimmte neurologische Funktionen im Gehirn auswirkt. Er machte die MS-Untersuchungen und sagte, dass ich bei ausgezeichneter Gesundheit sei. Dieses Jahr im Juni wiederholt mein Hausarzt die MRT, um zu sehen, ob die MS völlig abgeklungen ist. Zusätzlich stellte mein Hausarzt bei der Kontrolluntersuchung noch fest, dass meine in den letzten sieben Jahren vergrößerte Prostata wieder normal sei. Er untersuchte mein Blut und alle Befunde waren normal.

Wenn man die Auswirkungen von MS meistern will, braucht man eine positive Einstellung. Ich habe mich seit 20 Jahren nicht mehr so gut gefühlt. Danke!

F. T.

* * *

Multiple Sklerose

Ich hatte etwa fünf Jahre lang MS. Zu meinen Symptomen gehörte unter anderem monatelange Bettlägerigkeit, so schlimme Wassereinlagerungen, dass ich nicht laufen konnte, und ein Gewicht von 80 Kilogramm. Da ich klein bin, fiel das wirklich auf. Ich konnte auch kaum sprechen. Ich wusste damals nicht, was mit mir los war. Mein

Mann war besorgt und wusste nicht, was er für mich tun oder mit mir anfangen sollte. Außerdem litt ich an chronischer Blasenschwäche. Ich suchte zahllose Ärzte und Krankenhäuser in Kanada, New York und Pennsylvania auf. Man führte sämtliche nur möglichen Untersuchungen durch, um herauszufinden, was mit meinem Darm oder meiner Blase los war. Man sagte mir, dass ich lernen müsse mit diesem Problem zu leben und dass ich letzten Endes eine Kolostomie [künstlicher Darmausgang] brauchen werde. Ich bin Krankenschwester und habe 44 Jahre in dem Beruf gearbeitet.

Ich habe alle möglichen Medikamente, die mir verschrieben wurden, eingenommen, weil ich dachte, sie würden mir helfen. Im Geisinger-Zentrum in Danville wurde dann im letzten März die sichere Diagnose MS gestellt. Man sagte mir, dass ich wohl schon seit etwa fünf Jahren an MS leide. Im letzten Jahr wurde es sehr schlimm.

Ich habe die Wasserkur nicht sehr ernsthaft gemacht, bevor es wirklich schlimm wurde. Mein Mann probierte sie und nahm in *einem* Monat 20 Kilo ab. Sogar seine Stimmung und seine Nervosität wurden besser. Nach Beginnen der Wasserkur setzte ich alle meine Medikamente ab. Ich habe positive Veränderungen im Hinblick auf meinen Intellekt, mein Gedächtnis, meine Koordination, meine Atmung festgestellt, und auch die Probleme in den oberen Atemwegen sind verschwunden. Mein Darm und meine Blase stagnierten vorher, aber jetzt fangen sie wieder an normal zu funktionieren.

Ich war ein paar Monate lang nicht bei meinem Arzt. Als ich seine Praxis betrat, traute er seinen Augen nicht. Er sagte: „Sie sehen phantastisch aus", und fragte mich, was ich mache. Ich erzählte ihm, dass ich die Wasserkur von Dr. Batmanghelidj mache, die Wasser-und-Salz-Kur! Er wollte mehr darüber wissen. Ich sagte ihm, dass jeder täglich 2 Liter Wasser trinken und einen halben Teelöffel Salz einnehmen solle. Er sagte, dass das offensichtlich wirke, denn er sehe ja die Ergebnisse; und er meinte dann: „Marilyn, du warst noch nie bei besserer Gesundheit."

Für ihn ist es die großartigste Sache, die er je gehört hat. Er hat die Wasserkur auch selbst ausprobiert und dabei gründlich abgenommen. Er meint, diese Behandlung sei so einfach und einzigartig, dass die Menschen davon erfahren müssten. Er war schon immer ein Arzt, der dem einzelnen Patienten mit dem hilft, was für den Patienten gut ist, egal woher es kommt. Wenn es gut für den Patienten ist, soll er es auch bekommen.

Ich musste MS bekommen, um das tun zu können, was ich heute tue, das heißt, jedem davon zu erzählen. Ich erlaube Ihnen ausdrücklich, diesen Brief nach Ihrem Gutdünken weiterzuverbreiten.

M. F.

Kommentar: Die dringende Anforderung an den Blutkreislauf, Wasser zu einem Organ zu bringen, das nach und nach austrocknet, kann gelegentlich zu mikroskopisch kleinen Blutungen im Bereich des Blutgefäßes führen; dies geschieht zu dem Zweck, die 94 Prozent Wasser, die im Blut und in den roten Blutkörperchen (Erythrozyten) enthalten sind, zu nutzen. Dieser Vorgang wird Vaskulitis genannt. Wenn es im Magen passiert, spricht man von Gastritis. Oft läuft dieser Vorgang in den Nieren ab, die dann durchlässig werden und Protein und andere wichtige Substanzen in den Urin abgeben. Bei den Nieren spricht man von Nephrose. Es kann auch in den Lungen, im Muskelgewebe, in der Haut vorkommen und wird dann Purpura genannt. Den meisten Geweben machen die festen Rückstände des mikroskopisch feinen Blutaustritts aus ihren Gefäßen nichts aus. Sie werden nach und nach wiederverwertet. Passiert das allerdings im Gehirn mit seinem geschlossenen Blutkreislauf, so „backen“ die Rückstände zusammen und bilden Plaques. Solche Plaques lassen sich bei der Alzheimer-Krankheit, der Parkinson-Krankheit und bei Multipler Sklerose beobachten. Die ersten Gehirnuntersuchungen der Krankenschwester M. F. zeigten weit verbreitete Plaques, wodurch die Diagnose MS in ihrem Fall bestätigt wurde. Ungefähr ein Jahr nach der Wasserkur zeigten die Aufnahmen, dass die Plaques völlig verschwunden waren. Daher erholte sie sich vollständig von der MS und ist jetzt bereits seit einigen Jahren frei davon.

* * *

Multiple Sklerose

Ich hatte seit 1989 MS. Es gab Zeiten mit teilweisen Lähmungen und störendem Muskeltremor. Bevor ich MS bekam, trank ich nie Wasser, sondern lebte von Kaffee. Jetzt trinke ich keinen Kaffee mehr, sondern hauptsächlich Wasser. 1995 erzählte mir meine Freundin von der Wasserkur. Das kam mir lächerlich vor. Im April 1996 erblindete ich in Folge der MS auf einem Auge. Ich hatte keinerlei Energie mehr und wollte immer nur schlafen. Nach eineinhalb Wochen Wasserkur stellte ich eine Veränderung fest. Nach Ablauf von drei Wochen erlangte ich mein Sehvermögen zurück und alle anderen Symptome verschwanden. Ich hatte eine unglaubliche Energie, wie noch nie zuvor. Mein Arzt konnte nicht glauben, dass ich so schnell wieder sehen konnte. Das hatte er noch nie erlebt. Er fragte mich noch nicht einmal, wie es dazu gekommen war. Meine Botschaft für MS-Patienten: Probieren Sie die Wasserkur und geben Sie nicht auf!

B. V. L.

* * *

Fettleibigkeit – Rückenschmerzen

Meine Frau und ich führen jetzt seit etwa eineinhalb Jahren Ihre Wasserkur durch. Wir waren zwar immer bei guter Gesundheit, sind aber sicher, dass Ihre Entdeckung unser Leben verlängert und unsere Lebensqualität verbessert hat. Außerdem haben wir zweifachen Nutzen daraus gezogen, und das ohne wirkliche Anstrengungen. Meine Frau hat 15 Kilogramm abgenommen; sie sagt, dieses Übergewicht sei „dahingefegt" worden, nachdem sie früher schon Abmagerungskuren ausprobiert hat, die jedes Mal eine Art Strafe und Verzicht waren. Ich selbst habe 7 Kilo abgenommen und bin derselben Meinung. Einzigartig daran ist, dass wir essen, was wir wollen, aber bei weitem nicht mehr so hungrig sind wie vorher, vor allem, wenn wir vor jeder Mahlzeit ein oder zwei Gläser Wasser trinken. Wir können ehrlich sagen, dass Sie aus dem Abnehmen eine einfache Sache gemacht haben.

Darüber hinaus hatte ich seit mehr als 30 Jahren Rückenschmerzen. Jedes Mal, wenn ich im Lager aushalf und dabei längere Zeit heben musste, humpelte ich anschließend mehrere Tage herum; ich hatte vor allem am selben Tag und am darauf folgenden Tag ziemlich starke

Schmerzen. Mein Rücken wurde zwar nicht auf wundersame Weise in ein paar Wochen oder Monaten besser, wie ich es bei Freunden beobachtet hatte, aber die Beschwerden besserten sich um 99 Prozent innerhalb von 15 Monaten und ich kann alles, was ich *vor* meiner Verletzung tun konnte, wieder ohne Schmerzen machen. Das ist einfach unglaublich!

Ich habe zahllosen Leuten davon erzählt und festgestellt, dass bei vielen innerhalb weniger Tage eine erstaunliche Besserung ihrer Gesundheit eingetreten ist. Ich bin von Ihrer Entdeckung derart beeindruckt, dass meine Firma sie auf dem Weg über Tausende von Zeitungsanzeigen (einige ganzseitig) sowie über Werbung im Fernsehen und Radio an Zehntausende von Menschen weitergegeben hat. Es gibt jetzt alleine mehr als 400 Spots pro Monat im Radio. Viele unserer Kunden in den frühen Sechzigern, die im Begriff waren, ihre beruflichen Aktivitäten auf Grund von Gesundheits- und Altersproblemen aufzugeben, planen jetzt, nachdem sie nur einige Wochen Ihre Empfehlungen befolgt haben, mit neuer Energie an ihre Aktivitäten heranzugehen oder diese sogar auszuweiten.

Ich könnte ohne jeden Zweifel ein Buch über meine Beobachtungen schreiben. Jedem, dem irgendwie geholfen wurde, habe ich gesagt, ich hoffte, dass er die moralische Verpflichtung empfinde, diese Informationen an mindestens zehn Personen weiterzugeben, die daraus ebenfalls einen erheblichen gesundheitlichen Nutzen ziehen könnten.

Diese Bemühungen haben zu verschiedenen Interviews geführt. Ich habe mit vielen Ärzten gesprochen, die mich zwecks Informationen anriefen, und sogar zwei von ihnen in einer Radiosendung interviewt, die erklärten, dass sie Ihre Wasserkur in ihre Behandlung integrieren würden.

Die Wahrheit in Ihrer Arbeit hat mich mit einer unglaublichen Leidenschaft erfüllt, die so lange nicht nachlassen wird, bis der größte Teil unseres Landes das, was Sie getan haben, als gesunden Menschenverstand akzeptiert. Ich danke Ihnen aufrichtig, dass Sie mir die Gelegenheit gegeben haben, mein Leben in diesen äußerst positiven Dienst zu stellen. Dank Ihrer Bemühungen, Dr. Batmanghelidj, haben Zehntausende von Menschen in Nordost-Pennsylvania jetzt ein besseres Leben.

Bob Butts

Kommentar: Bob ist so fest überzeugt von den gesundheitlichen Wunderwirkungen des Wassertrinkens, dass seine Firma in den letzten Jahren mehr als vierhunderttausend Dollar investiert hat, um die Menschen in Nordost-Pennsylvania davon zu unterrichten, dass Wasser als natürliches Heilmittel gegen die meisten Gesundheitsprobleme zu betrachten ist. Er hat sogar einen Betrag von fünfzigtausend Dollar ausgeschrieben, der Kindern mit Asthma ausgezahlt werden soll, die die Wasserkur ausprobiert haben und ihr Asthma nicht losgeworden sind. Die Ausschreibung dieses Geldbetrags wurde in vielen Zeitungen und Radiosendungen bekannt gemacht. Erstaunlicherweise erhob niemand Anspruch auf seinen Anteil an diesem Betrag, sondern zahllose Menschen meldeten sich, um ihm zu berichten, dass ihr Asthma in Folge der Wasserkur geheilt worden sei. Er übernimmt voller Hingabe und Aufrichtigkeit die Verantwortung dafür, die Menschen in seinem Gebiet aufzuklären, dass der größte Teil ihrer Gesundheitsprobleme mit Durst und *nicht* mit Krankheit zu tun hat. Er hat inzwischen eine große Anhängerschaft. Er hat mit Tausenden von Menschen Kontakt hergestellt und sie aus der Agonie ihrer Gesundheitsprobleme gerettet. Gott segne ihn.

* * *

Fettleibigkeit

Ich möchte Ihnen mitteilen, wie sehr ich Ihre Wasserkur schätze. Mit diesem Erfahrungsbericht möchte ich anderen helfen, zu einem gesünderen Lebensstil zu wechseln. Ihr Buch hat mein Leben für immer verändert! Danke!

Im August 1995, im Alter von 50 Jahren, ging ich allmählich auf die 180 Kilo zu, aber ich schwor mir, dass ich dieses Gewicht nicht erreichen würde. Mein Leben wurde zu einer äußerst schmerzhaften Erfahrung. Jede Bewegung war schmerzhaft und ich kämpfte ums Überleben. Ich bekam auch Arthritisschmerzen in meinen Gelenken, so dass sogar das Händeschütteln eine schmerzhafte Angelegenheit wurde. Zu all dem kam noch ein Bandscheibenvorfall, so dass schon alleine das Aufstehen eine riesige Anstrengung bedeutete.

Ich wurde deprimiert und gereizt. Ich fand an mir selbst und an anderen mehr falsch als richtig. Zu diesem Zeitpunkt hatte ich meine Schmerzschwelle erreicht, und da hörte ich eine Radiosendung mit Ihrer Botschaft über Wohlbefinden mittels Wassertrinken. Ich danke Gott, dass ich diese Nachricht gehört habe. Ich hörte von Ihrem Buch und beschloss es zu lesen. Nachdem ich es gelesen hatte, beschloss ich, ein paar drastische Änderungen in meinem Leben vorzunehmen, und das tat ich auch. Mein Gewicht stoppte kurz unter 180 Kilo und fing dann an zu fallen. Je mehr Wasser ich trank und je mehr Salz ich aß, desto besser fühlte ich mich und desto besser sah ich aus. Insgesamt nahm ich 70 Kilo ab und nun trage ich Kleider, die um 14 Kleidergrößen kleiner sind. Und das, indem ich die von Ihnen empfohlene Menge an Wasser trank, Salz verwendete und spazieren ging.

Seit ich abgenommen habe, werden meine Gelenke nicht mehr so stark belastet und meinem Rücken geht es gut. Wenn Sie mir vor einem Jahr gesagt hätten, dass ich mich so gut fühlen könnte, hätte ich Sie für verrückt erklärt, aber es hat funktioniert und ich bin der lebende Beweis dafür. Ich erzähle möglichst jedem von Ihrem Buch und der größten gesundheitsbezogenen Entdeckung in der Geschichte! Ich hoffe, dieser Brief wird andere motivieren, Ihre Wasser-und-Salz-Kur auszuprobieren. Ich hoffe, dass die Menschen es um ihrer selbst willen ausprobieren, anstatt von allen möglichen Medikament abhängig zu werden. Vielen Dank für Ihre Entdeckung!

L. D.

* * *

Panikattacken – Asthma

Stellen Sie sich vor, Sie müssten beinahe ein Jahr lang in aufrechter Haltung schlafen, um jeden Atemzug kämpfen und nachts zahllose Asthmaanfälle und Panikattacken erleiden! Im März 1993 wurde ich wegen eines schweren Asthmaanfalls stationär aufgenommen und erkrankte an Lungenentzündung! Meine Blutgasanalyse ergab 40 und ich befand mich in einer lebensbedrohlichen Situation.

Nach meiner Entlassung aus dem Krankenhaus erhielt ich hohe Dosen an *Theophyllin* und *Prednison*. Mein Gewicht schnellte in die Höhe und die Medikamente machten mich feindselig und desorientiert. Ich wollte wirklich nicht mehr leben! Dann gab mir ein wunderbarer Freund ein Faltblatt über Dr. Batmanghelidjs Buch *Wasser – die gesunde Lösung*. Ich schickte dem Arzt schnell einen Scheck und einen Brief mit der Bitte um schnelle Lieferung. Zu meiner Überraschung rief er mich persönlich an und begann mich per Telefon zu beraten, wie ich von den Medikamenten loskommen könnte, die damals für meine Situation nicht geeignet waren, und er forderte mich auf, täglich mindestens 3 Liter Wasser zu trinken und eine kleine Menge Salz einzunehmen. Er riet mir ebenfalls, 15 Minuten täglich in einem überdachten Einkaufszentrum spazieren zu gehen. Inzwischen kann ich sogar schon 30 Minuten täglich gehen und atme um 100 Prozent besser!

Jetzt, im Oktober 1994, nehme ich keinerlei Medikamente mehr gegen Asthma! Ich habe seit mehr als fünf Monaten kein Dosieraerosol oder andere Medikamente gebraucht. Sobald leichtes Giemen auftritt, trinke ich ein Glas Wasser, nehme etwas Salz – und es geht mir wieder gut!

Und wissen Sie, was? Mit diesem Wassertrinken und Spazierengehen habe ich 15 Kilo abgenommen. Ich habe mein Wunschgewicht und sehe wieder jung aus, vor Leben sprühend und gesund!

Millionen Amerikaner müssen unbedingt diese Nachricht erhalten. Sie leiden an AIDS, Asthma, Arthritis oder chronischem Müdigkeitssyndrom usw. Jeder in Amerika kann Nutzen aus den Büchern von Dr. Batmanghelidj ziehen!

P. P.

* * *

Übergewicht – Diabetes

Im Februar rief mein Arzt mich an, um mir die Ergebnisse meiner Blutuntersuchungen mitzuteilen, und informierte mich, dass ich an Diabetes Typ 2 litt, da mein HbALC 7,3 betrug und ich rund 160 Kilogramm wog. Am nächsten Tag begann ich mit der Wasserkur, wobei ich täglich 5 Liter Wasser trank und meiner Nahrung einen halben Teelöffel Salz hinzufügte. Im Juli wurde die jüngste Blutuntersuchung durchgeführt, und hier sind die Ergebnisse:

	12.02.2002	02.07.2002
Gewicht	160 kg	134 kg
Triglyzeride	288	138
Cholesterin	247	189
Blutzucker	191	108
HbALC	7,3	5,4

In dieser Zeit konnte ich auf Grund von Rückenproblemen keinen Sport treiben. Diese Ergebnisse sind also nur auf die Wasser-und-Salz-Kur zurückzuführen. Ich ernähre mich völlig normal. Ich fange jetzt (an Hand des Buchs von Dr. Batmanghelidj über Rückenschmerzen) mit regelmäßiger Körperbewegung an und bin auf die Ergebnisse gespannt. Ohne Wasser und Salz wäre ich nie an diesem Punkt angekommen und ich bin Ihnen und Dr. B. ewig dankbar. Ich erzähle jetzt allen meinen Bekannten von der Wasserkur. Vielen Dank!

J. K.

* * *

Übergewicht – Blutdruckschwankungen

Es ist mir eine Freude, mich hinzusetzen und die Auswirkungen aufzuführen, die diese Änderung meines Lebensstils beruflich und privat für mich hatte. Ich wurde beruflicherseits aufgefordert, eine Kassette mit dem Titel *Wasser – die gesunde Lösung* anzuhören. Dies erweckte in mir umgehend den Wunsch, den Empfehlungen zu folgen. Ich habe täglich sehr viel mehr Wasser getrunken. Seitdem habe ich ...

- 20 Kilo abgenommen
- einen normalen Blutdruck – kein Bedarf mehr an Medikamenten
- eine wiederhergestellte Hautelastizität
- die Medikamente gegen Asthma reduziert
- keine Schmerzen mehr im unteren Rücken
- keine Schmerzen mehr in den Füßen
- keine Diabetessymptome mehr.

Ich habe die in dem Buch erwähnten diuretisch wirkenden Produkte aufgegeben und bin meinen Heißhunger danach losgeworden.

J. R.

* * *

Schlafstörungen – Kopfschmerzen – Gelenkschmerzen – Reizbarkeit

Ich möchte Ihnen für Ihre harte Arbeit danken, die Sie leisten, um die Informationen über das Wassertrinken an die Öffentlichkeit zu bringen. Ich habe in nur zwei Wochen erstaunliche Ergebnisse erzielt. Ich trank vorher täglich 4 Coca-Cola und vielleicht 0,5 bis 1 Liter Wasser und ich aß viel Schokolade. Jeder bat mich, mit dem Coca-Cola-Trinken aufzuhören, aber ich begriff es nicht, bis ich in der Art-Bell-Show von Ihrer Wasserkur hörte.

Ich fing am nächsten Tag mit 2,25 Liter Wasser und einem viertel Teelöffel Salz an. Ich trank nur noch 2 Coca-Cola pro Tag und entwöhne mich davon nur langsam, weil ich wirklich abhängig davon bin. Alles und jedes machte mich nervös und gereizt. Es schien fast, als ob ich auf Grund des Stresses in meinem Leben auf einen Nervenzusammenbruch zusteuerte. Ich konnte nicht richtig schlafen und alle Gelenke taten mir weh. Außerdem spürte ich, dass es mein Herz sehr belastete, wenn ich Treppen stieg oder mich anstrengte. Ich war völlig außer Atem. Ich hatte von den Nasennebenhöhlen ausgehende Kopfschmerzen und nahm täglich zwei *Sine-Aids* (Schmerztabletten), bin aber sicher, dass die nichts nutzten. Meine Tochter schloss gerade ihr Universitätsstudium ab und zog wieder zu Hause ein und ich war unfähig, mit jemandem zusammenzuleben.

Meine Familie und meine Freunde waren sehr besorgt, weil ich die Kontrolle über mich selbst zu verlieren schien. Als ich mit Wasser und Salz anfing, konnte ich die Ergebnisse kaum glauben. Ich fühle mich ausgeruht und ruhig, wie früher. Ich komme prima mit meiner Familie und meinen Freunden aus und alle geben positive Kommentare zu meinen Veränderungen und haben ebenfalls mit Wassertrinken angefangen! Ich habe ungefähr 2,5 Kilo abgenommen, ohne eine Diät zu machen, und habe viel mehr Energie. Es ist nicht die schwungvolle Energie wie früher, aber ich bin nicht mehr zu Tode erschöpft, wenn ich um 23:45 Uhr mit der Arbeit fertig bin. Ich habe dann immer noch ein bisschen Reserve. Aber wenn ich müde bin, kann ich jetzt schlafen, anstatt das Gefühl zu haben, meine Gedanken führen Achterbahn.

Früher hatte ich nie Durst, sondern wollte nur Auftrieb haben. Jetzt fühle ich mich durstig und sehne mich nach Wasser, während ich mich früher immer zwingen musste, Wasser zu trinken. Ich werde weitermachen und von den 2 Coca-Cola und den Schmerztabletten loskommen. Dann wird es mir wahrscheinlich noch besser gehen.

M. L.

* * *

Diabetes

Sechs Monate, nachdem ich das Material über die Wasserkur gelesen hatte, wurde bei mir Diabetes festgestellt. B. B. ermunterte mich, Ihr Verfahren auszuprobieren, um mich zu kurieren. Wie viele andere war ich natürlich skeptisch, was Wasser schon ausrichten sollte, um diese Krankheit auszuschalten. Mein Blutzuckerwert lag bei etwa 240 und ich litt an Beschwerden wie häufiges Wasserlassen, ständiger Hunger und ständiger Durst. Ich folgte Ihren Empfehlungen und suchte meinen Arzt auf. Er empfahl Tabletten, aber ich überzeugte ihn, dass wir Ihre Behandlung ausprobieren sollten, bevor wir mit Medikamenten anfingen. Nach etwa zehn Wochen und 20 Kilo Gewichtsabnahme liegen meine Blutzuckerwerte jetzt zwischen 110 und 125. Ich habe immer noch keine Medikamente genommen.

J. B. P.

* * *

Fettleibigkeit

Im November 2000 wog ich 240 Kilogramm. Jetzt, im Januar 2003, wiege ich nur noch 100 Kilo. Und so habe ich es geschafft:

Meine Geschichte ist einfach. Ich habe 32 Jahre meines Lebens ständig die falschen Nahrungsmittel gegessen und jedes nur denkbare ungesunde Getränk getrunken. Ich war 32 Jahre lang glücklich. Ich hatte viele Freunde, gute Arbeit und eine wundervolle, aber kränkliche

Mutter. Für jemanden meiner Größe kam ich ganz gut klar. Ich war aktiv, trieb Sport und nahm an Karate-Wettkämpfen teil – lauter Aktivitäten, die normalerweise einen gesunden Lebensstil und die Gewichtsabnahme fördern sollten. Allerdings aß ich alles, was ungesund ist, in riesigen Mengen und zur falschen Zeit und spülte es anschließend mit literweise Sprudel oder Alkohol hinunter.

Wenn ich jetzt zurückblicke, kann ich ehrlich sagen, dass ich manchmal bis zu einem Monat lang kein reines Wasser trank. Es schmeckte mir nicht und soweit ich mich zurückerinnern kann, bekam ich immer Bauchweh davon. Vielleicht stimmte das ja, vielleicht war es auch nur psychisch bedingt, weil ich wirklich kein Wasser brauchte oder trinken wollte. Ich liebte Sprudel und konnte ohne Schwierigkeiten bei einer Mahlzeit eine 2-Liter-Flasche davon trinken. Eine Mahlzeit konnte zum Beispiel aus einer üppig belegten Pizza und zusätzlichen gegrillten Hühnerflügeln bestehen, und das noch um 22.30 Uhr. Ich erinnere mich, dass ich zwei- bis dreimal in der Woche bei einem Pizzabäcker in meiner Nähe ein großes Käsesteak mit einer Extraportion Käse und eine Frikadelle mit einer Extraportion Käse bestellte und dann beides noch spät abends aß, zusammen mit einer 2-Liter-Flasche Sprudel. Am meisten aß ich, wenn ich nachts alleine war oder spät abends von der Arbeit kam, aber nicht müde war. Ich aß dann, auch wenn ich gar nicht wirklich hungrig war. Es wurde zu einer Gewohnheit.

Morgens war es nicht viel besser. Auf dem Weg zur Arbeit hielt ich täglich beim örtlichen McDonalds an und bestellte zwei oder drei Frühstücks-Sandwichs mit meinem Lieblingssprudel. Heute ist mir klar, dass ich jahrelang diese Gewohnheit hatte und noch nicht einmal genau sagen könnte, wann ich angefangen habe, meinen Körper so massiv zu zerstören. Es half nichts, einige Freunde zu haben, die genauso dick waren und viel aßen. Meine Freunde und ich suchten regelmäßig jedes Büfett in der Stadt auf. Es ging so weit, dass wir wiedererkannt wurden und man unsere Namen verbunden mit Anfeuerungsrufen rief. Das war kein Grund, stolz zu sein. Weiter oben sagte ich, dass ich sehr glücklich war und viele wunderbare Freunde hatte. In Wirklichkeit war ich sehr einsam, weil ich niemanden hatte, mit dem ich mich selbst teilen konnte.

Fast alle meine Freunde waren verheiratet, verliebt oder hatten schöne Lebensgefährtinnen, die zu Hause auf sie warteten – alles, was ich mir immer für mich selbst gewünscht hatte, was aber bei meinem „Umfang“ nicht realistisch war. Ich glaubte nicht, dass ich abnehmen könne. Meine Mutter war sehr krank und musste wegen einer Lungenerkrankung immer wieder ins Krankenhaus. Ein paar Mal überlebte sie es beinahe nicht. Ich hatte große Angst und fand einen neuen Vorwand, jede Menge zu essen. Schließlich ging es meiner Mutter wieder etwas besser und sie brauchte mich nicht mehr die ganze Zeit um sich.

Im November 2000, im Alter von 30 Jahren, dachte ich ernsthaft an eine Magenverkleinerung, die mir das Abnehmen erleichtern sollte, so dass ich wirklich *leben* konnte. Bei meinem Gewicht standen die Chancen auf ein langes Leben ziemlich schlecht. Ich fühlte die Belastung durch mein enormes Gewicht in allen meinen Gelenken, war häufiger krank und mehrmals mit einer tiefen Venenthrombose im Krankenhaus. Ich hatte große Angst und war sehr allein. Ich wusste, dass es Zeit war, ernsthaft ans Abnehmen zu denken oder zu sterben. Ich wog stolze 240 Kilo. Ich trug XXXXXXL-Hemden (sechsfache Extragröße) und hatte einen Taillenumfang von 183 Zentimetern.

Im Januar 2001 begann ich meine lange Reise zu einem neuen Leben. Ich hatte einen sehr guten Freund, der mich drei Monate lang jeden Abend drängte, mit ihm ins Fitnesszentrum zu gehen und mich gesund und zur richtigen Zeit zu ernähren. Und vor allem viel Wasser zu trinken. Ich hasste Wasser, wusste aber, wenn ich wirklich abnehmen wollte, musste ich mich ernsthaft daran machen und aufhören, mir etwas vorzumachen. Damals hatte ich zum ersten Mal in meinem Leben Selbstvertrauen und wusste, dass ich abnehmen *konnte*, wenn ich nur *wollte*.

Zur selben Zeit, als ich meine Reise zu Gesundheit und Schlankheit antrat, lernte ich eine wundervolle Frau kennen. Mein Freund drängte mich noch mehr und war immer für mich da, damit ich nur ja nicht aufgäbe. Ich entschloss mich, sämtliche Getränke außer Wasser und einem bekannten Diätgetränk aufzugeben. Das hat mir viel geholfen. Jeden Morgen nach dem Aufwachen trank ich ein Diätgetränk und 700 Milliliter Wasser. Vor dem Mittagessen trank ich erneut 700 Milliliter Wasser und ein Diätgetränk und so setzte ich meine Wasserkur bis zum Abendessen fort. Vor dem Abendessen trank ich wieder 700 Milliliter Wasser, um ein Völlegefühl zu erzeugen und nicht so viel zu essen.

Ich wurde sehr streng mit mir selbst in Bezug auf Essgewohnheiten und Nahrungsmittel. Ich aß nie später als 18 Uhr. Ich musste ständig zur Toilette gehen. Ich verzichtete auf Brot, Nudeln und Kartoffeln und alle Kohlenhydrate. Vor allem mied ich sämtliche Arten von Sprudel, sogar koffeinfreie Diätgetränke. Ich nahm täglich etwa 20 Gramm Kohlenhydrate und 2 bis 3 Gramm Fette mit gesättigten Fettsäuren zu mir. Ich weiß, dass Sie Fett als lebenswichtig erachten. Sie haben völlig Recht. Während des Abnehmens informierte ich mich über das, was während einer Diät gesund und was ungesund ist. Ich las viele Bücher über Vitamine und Nahrungsergänzungsmittel, um sicher zu sein, dass ich den Bedarf meines Körpers daran deckte. Ich suchte auch regelmäßig einen Arzt auf. Ich begann, täglich essentielle Fettsäuren in Form von Tabletten einzunehmen sowie ein Multivitaminpräparat, einen Vitamin-B-Komplex, Calcium, Vitamin C und sublinguales Vitamin B_{12}. Ich konnte erleben, dass das alles beim Energiestoffwechsel und beim Abbau von Fett-, Kohlenhydrat- und Zuckerreserven hilft.

Ein großartiger Mensch und mittlerweile ein großartiger Freund, der hier vor Ort ein Fitnesszentrum besitzt, machte mir eine genaue Aufstellung und half mir bei den Nahrungsergänzungsmitteln. Da ich schnell abnahm, wurde mein allabendliches Herz- und Gewichtstraining leichter. Ich nahm fast täglich ein halbes Kilo ab. Die Leute in meinem Umkreis fingen an, sich Sorgen zu machen, aber ich blieb bei meiner gesunden Ernährung und beim Trinken großer Mengen Wasser. Mein Arzt überwachte mich regelmäßig und war wegen meiner schnellen Gewichtsabnahme nicht wirklich beunruhigt. Mein Blutdruck wurde immer besser und mein Ruhepuls langsamer und glücklicherweise bekam ich keine Probleme mit Diabetes.

Wahrscheinlich fragen Sie sich, was ich denn damals aß. Ich aß große Mengen an Thunfisch und Hühnerfleisch aus der Dose. Proteine, Proteine und nochmals Proteine – so viel wie nur eben möglich. Viel Salat ohne Dressing, Truthahn-Burger, Gemüse-Burger und wieder jede Menge Hühnerfleisch und Thunfisch. Ja, es „stand mir zum Hals raus", immer dasselbe zu essen. Aber ich hielt mir vor Augen, dass die Diät und die Körperbewegung wirkten und dass ich abnahm. Ich brachte mich selbst dazu zu glauben, dass mir Nudeln, Pizza, Sprudel, Cheeseburger und anderer „Schrott" nicht wichtiger waren als mein Leben. Und lassen Sie mich noch von der wundervollen Frau erzählen, die ich schon kurz erwähnt habe. Ich traf sie und ihre beiden sympathischen Söhne weiterhin. Das war mir eine größere Motivation zum Weitermachen als alles andere. Ich war verliebt und – was noch wichtiger war – jemand war in mich verliebt. Ja, sie verliebte sich in mich, in dieses fette Etwas, und das machte sie mir noch wertvoller.

Ich machte Monat für Monat fleißig weiter mit regelmäßiger Körperbewegung und mit der Wasserkur. Ich fühlte mich nie krank und hatte keinerlei Probleme mehr mit meinen Beinvenen. Andere Leute fingen an, die Veränderungen wahrzunehmen. Sie waren ziemlich drastisch. Mein Taillenumfang und meine Hemdengröße wurden ständig kleiner. Falls Sie es vergessen haben: Ich hatte einmal 240 Kilo gewogen. Mit Ende meines ersten Diätjahres (im Januar 2002) wog ich 115 Kilo. Ich hatte in harter Arbeit an mir selbst und mit Hilfe von Freunden 125 Kilo abgenommen. Derzeit, zu Neujahr 2003, wiege ich nur noch 100 Kilo und finde, dass das ein sehr gutes Gewicht für mich ist. Ich habe Muskeln angesetzt und bin auf Hemden der Größe L und auf einen Taillenumfang von 96 Zentimetern „geschrumpft". Ich habe ziemlich viel Haut, hoffe aber, dass ich sie chirurgisch entfernen lassen kann. Viel Haut gegen viel Fett – das erscheint mir als ein *guter* Tausch.

Jetzt, da ich reichlich Energie habe, ist es einfach für mich, nicht wieder zuzunehmen. Ich kann bis zu 5 Kilometer am Stück auf dem Laufband rennen und das hilft viel. Jetzt esse ich wieder alles, was ich früher gegessen habe, Cheeseburger, Pizza, Nudeln, Kartoffeln und gelegentlich Süßigkeiten. Dabei kommt es allerdings auf eines an: Mäßigung. Ich werde nie wieder Sprudel trinken. Wasser ... Wasser ... Wasser ... . (O.k., und grünen Diättee und Diätgetränke.) Habe ich wirklich so viel Gewicht abgenommen? Manchmal kann ich es immer noch nicht glauben. Wenn ich in den Spiegel schaue, glaube ich manchmal gar nicht, dass ich das bin.

Das erste Mal, dass ich wirklich wusste, dass ich dünn und nicht mehr fett war, das war, als ich vor einer Gruppe von Schulkindern auf ihrem Weg zur Schule herging. Keines starrte mich an, lachte oder machte eine Bemerkung über Fett. Ich hatte damit den „Test der kleinen Kinder" bestanden. In meinen Jahren der Fettleibigkeit wusste ich, dass Kinder am härtesten und ehrlichsten sind.

Heute lebe ich so, wie ich es mir immer erträumt habe. Es ist nicht länger ein Traum. Ich bin mit der Frau, die ich erwähnt habe, verheiratet und wurde der Vater ihrer beiden reizenden Jungen. Wir leben ein wunderbares Leben in einem schönen Haus und sind glücklich und gesund. Wenn ich denen, die diese Geschichte lesen, irgendetwas mitgeben kann, dann dies: Nie aufgeben! Träume können wahr werden. Folgen Sie einem guten Rat und tun Sie es für sich selbst. Es gibt ein berühmtes Zitat, das ich während meiner Abmagerungskur in meiner Brieftasche mit mir herumtrug und immer noch dort habe. Martin Luther King sagte: „Wir müssen begrenzte Schwierigkeiten hinnehmen, aber wir dürfen nie die unbegrenzte Hoffnung aufgeben." *Ich habe die Hoffnung nicht aufgegeben und werde es auch nie tun!*

D. C.

Kommentar: D. C. lebt in Nordwest-Pennsylvania – im Gebiet von Bob Butts –, wo man eine Menge über die Heilkraft des Wassers weiß, auch über seine Wirksamkeit bei Abmagerungskuren.

* * *

Akne – Hautbeschwerden

Ich habe mich in den letzten beiden Wochen an die Empfehlungen in Ihrem Buch *Wasser – die gesunde Lösung* gehalten und würde Ihnen gerne meine Beobachtungen mitteilen. Als Erstes stellte ich fest, dass meine Haut, sogar die Hornhaut an meinen Füßen, weicher wurde. Ich schaute in den Spiegel und stellte fest, dass die Falten, die sich um meinen Hals gebildet hatten – ich gehe mit großen Schritten auf die 40 zu – stark zurückgegangen waren; das Gleiche gilt für die Falten in den Mundwinkeln und für die Furchen und Falten in meiner Stirn. Wie war ich glücklich!

Was aber viel wichtiger ist: Die Akne, an der ich seit meinem 12. Lebensjahr fast mein ganzes Leben gelitten hatte, wurde zu 70 Prozent besser und ich denke, wenn ich Ihren Empfehlungen weiterhin folge, wird sich das wohl noch mehr bessern. Ich war bei einer Reihe von Dermatologen und ich habe viel mehr Antibiotika eingenommen, als für meinen Körper gut ist. Ich habe mich mit *Retin A* und *Accutan* behandelt, um meine Talgdrüsen auszutrocknen. Die Akne verschwand tatsächlich, aber ich bekam einen fürchterlichen Hautausschlag, der mich wie ein Krokodil aussehen ließ, ganz zu schweigen von der Gefahr eines Leberschadens. Ich war völlig verängstigt. Ich hörte sofort mit der Behandlung auf und ein halbes Jahr später war meine Akne wieder genauso schlimm wie vorher. Schließlich dachte ich, dass es besser sei, mit der Akne zu leben, als all das weiter durchzumachen. Ich bin sicher, Sie wissen, dass sich Akne furchtbar auf die Selbstachtung und das Selbstvertrauen auswirkt. Ich wünschte, ich hätte Ihr Buch mit 12 Jahren gehabt! Mein Leben wäre möglicherweise anders verlaufen. Nun ja, besser spät als nie! Ich werde Ihnen nie genug danken können.

T. C. H.

* * *

Sodbrennen – Nierenstein

Danke, dass Sie für das Einfache eintreten. Ich habe Ihr Buch (viele Male) mit Vergnügen gelesen und dachte, es wäre an der Zeit, über meine Erfahrungen zu berichten.

Ich bin 37 Jahre alt. Bevor ich Ihr Buch las, hatte mir mein Arzt gesagt, dass ich mehr Wasser trinken müsse. Ich hatte alle Symptome einer Harnweginfektion, aber die Urinuntersuchungen ergaben nichts Auffälliges außer einem sehr stark konzentrierten Urin.

Während ich auf weitere Untersuchungen wartete, fing ich an, täglich etwa 4 Liter Wasser zu trinken. Wir mussten auf eine zweiwöchige Reise gehen und zu dieser Zeit wurden die Schmerzen beim Wasserlassen sehr stark. Außerdem hatte ich leichte Nierenkrämpfe. Als wir wieder nach Hause kamen, schied ich einen nach Meinung des Arztes sehr großen Nierenstein aus und fühlte mich umgehend wie ein neuer Mann! In den letzten 15 Jahren war ich auch von Antazida gegen mein tägliches Sodbrennen abhängig. Seitdem ich mehr Wasser trinke, brauche ich sie nicht mehr.

Während dieser Zeit (des Wassertrinkens) bin ich auch von meiner seit 20 Jahren bestehenden Zigarettensucht losgekommen. Ich habe es schon mehrmals versucht, aber dieses Mal war es leichter – dank des Wassers. Danke!

D. L.

* * *

* * *

Fettleibigkeit

Im Laufe der letzten 9 bis 12 Monate ist es mir gelungen, mir 16 Kilo Übergewicht vom Leib zu schaffen. Ich kann Kleidung tragen, von der ich gedacht hatte, dass sie meinen Körper nie wieder berühren würde. Außerdem habe ich gerade ungefähr *das* Gewicht erreicht, das ich mir für meine bevorstehende Hochzeit gewünscht habe. Sogar mein Verlobter musste zugeben, dass ich jetzt viel besser aussehe als zu dem Zeitpunkt, als er mich kennen lernte.

Mein Erfolg ist auf gewissenhaftes Trinken zurückzuführen – täglich die meinem Körpergewicht in Gramm entsprechende Menge Wasser. Wo immer ich hingehe, begleitet mich mein Wasser. Zur Arbeit, zum Einkaufen, sogar auf meine langen, siebenstündigen Autofahrten. Das führt zwar dazu, dass ich öfter mal an Rastplätzen anhalten muss ..., aber das ist es wert. Ich erlaube mir hin und wieder, wenn ich ausgehe, ein Mineralwasser oder ein Bier, aber dann habe ich normalerweise meine tägliche Wasserration bereits getrunken.

Interessanterweise habe ich aber festgestellt, dass ich, sobald ich meine Wasserration getrunken habe, keinerlei Bedürfnis mehr habe, noch mehr zu trinken. Ich habe auch gemerkt, dass ich keinen Durst mehr habe und ziemlich lange brauche, bis ich ein anderes Getränk – Saft, Milch, Bier, Mineralwasser, usw. – ausgetrunken habe.

Ich freue mich auf meinen Hochzeitstag, weil ich beim Gang zum Altar besser aussehen werde als jemals in den letzten 15 Jahren seit meinem Schulabschluss. Es wird mir auch gut tun, mein Gewicht auf meinem Führerschein anzugeben – das erste Mal in meinem Leben tue ich das ohne innerliches Zusammenzucken. Danke für mein schlankeres Selbst!

D. M. G.

* * *

Übergewicht – Kopfschmerzen – Sodbrennen – Blutdruckschwankungen – Rückenschmerzen – Muskelkrämpfe – Nierenfunktionsstörungen

Ich möchte Ihnen für Ihre Bücher *Wasser – die gesunde Lösung* und *Wasser hilft* danken. Dank dieser Bücher bin ich ein wandelnder Beweis für den Wert von Wasser und Salz. Vor fünf Jahren bekam ich eine Niere transplantiert und meine Gesundheit ließ nach, bis mich im August 2002 ein Kunde ansah und mir sagte, dass ich an Wassermangel leide. Er forderte mich auf, zwei Gläser Wasser zu trinken und etwas Salz auf meine Zunge zu tun. Ich zögerte zunächst, aber dann überzeugte er mich, es auszuprobieren. Innerhalb von fünf Minuten fühlte ich mich nicht mehr krank. Meine Kopfschmerzen waren verschwunden und ich hatte mehr Energie. Ich fühlte mich wie neu geboren.

Der Kunde riet mir, Koffein, Tee und Kaffee, Sprudel und Schokolade abzusetzen. Ich fragte ihn, warum. Er sagte mir, dass er mir Ihre Bücher schicken würde und per Fax eine Liste mit empfohlenen Nahrungsmitteln, und er empfahl mir Ihre Wasser-und-Salz-Behandlung. Mein Arzt hatte mir gesagt, ich solle kein Salz essen. Er gab mir sogar ein Diuretikum. Mein Kunde sagte mir, dass er nur Fernfahrer sei, aber Ihre Bücher etliche Male gelesen habe. Er empfahl, das Diuretikum abzusetzen, schrittweise mit Wasser und Salz zu beginnen und dabei genau die Menge Urin aufzuschreiben, die meine Niere ausschied. Sie musste der aufgenommenen Menge an Wasser entsprechen, sonst müsse ich sofort mit dem Programm aufhören. Ich bedankte mich bei ihm für seine Zeit und sein Wissen, war aber nicht willens, seinem Rat zu folgen, da er den Anordnungen meines Arztes widersprach.

Am nächsten Tag kam ich für zwei Tage ins Krankenhaus, wo ich nichts weiter bekam als Kochsalzlösung. Mein Diuretikum wurde abgesetzt und ich wurde wieder nach Hause geschickt. Zu Hause sah ich, dass mir der Kunde per Fax inzwischen weitere Informationen über die Wasserkur geschickt hatte, und ich erhielt auch je ein Exemplar Ihrer Bücher. Ich fing an sie zu lesen und beschloss, ernsthaft mit der „Kur“ zu beginnen.

Seit ich damit begann, hatte ich keinerlei Sodbrennen oder Kopfschmerzen, und mein Blutdruck ist wieder normal. Ich habe mehr Energie, schlafe viel besser, esse weniger und habe stolze 20 Kilo abgenommen! Meine Rückenschmerzen sind fort und ich habe auch keine Muskelkrämpfe mehr!! Meine letzte Kontrolluntersuchung ergab tadellose Befunde und mein Arzt war beeindruckt von meiner Gesundheit und meiner Gewichtsabnahme. Außerdem scheinen meine eigenen Nieren nach und nach ihre Funktion wieder aufzunehmen.

Es ist so einfach, aber wir sind durch kommerzielle Interessen so blind gemacht worden. Ich bin Gott dankbar, dass ich Ihre Bücher gefunden habe.

A. C. B.

* * *

Bluthochdruck – Divertikulitis – erhöhter Cholesterinwert – Verstopfung

Mein Alter von inzwischen 69 Jahren, Bluthochdruck, hohes Cholesterin und Divertikulitis haben mich schon seit Jahren dazu veranlasst, besser auf meine Ernährung, auf ausreichende körperliche Bewegung und Betätigung sowie auf meine Gedanken zu achten. Wenn ich mich nicht für einen Weg *ohne* Medikamente entschieden hätte, würde ich schon seit zehn Jahren medikamentös behandelt.

Ich habe im Laufe der Jahre mehrmals begonnen, mehr Wasser zu trinken, konnte es aber nicht durchhalten, täglich 8 Gläser zu trinken – bis mir im Februar dieses Jahres ein Freund ein Exemplar Ihres Buches gab.

Ich nehme zwar immer noch ein Kräuterpräparat, das für mich wie ein Gottesgeschenk ist, aber nach zwei Wochen mit 6 bis 8 Gläsern Wasser täglich stellte ich fest, dass mein Darm noch nie so gut funktioniert hatte. Seit ich konsequent 8 Gläser Wasser pro Tag trinke, habe ich überhaupt keine Bauchschmerzen mehr, die früher immer wieder einmal dazu führten, dass ich auf der Toilette ohnmächtig wurde.

Zu wissen, dass Sie Ihrem Schöpfer für das dankbar sind, was wie Ihr eigenes Tun aussieht, verstärkt meinen Glauben und mein Vertrauen darin, dass man den Dank dahin äußern kann, wohin er gehört. Es gibt mir ein gutes Gefühl, dass ich weitere Exemplare Ihres Buchs *Wasser – die gesunde Lösung* unter die Leute bringen kann. Ich sehe unendliche Möglichkeiten für den veränderten Denkansatz im Gesundheitswesen, von dem Sie sprechen. Meine besten Wünsche und meinen Dank!

B. D.

* * *

Allergien – Sodbrennen

Ich bin Krankenschwester. Ich wurde lange Zeit dazu erzogen, in Arzneimitteln zu denken. Pharmavertreter sind häufige Besucher und „Ausbilder" bei Fortbildungsveranstaltungen. Außerdem musste ich selbst mehr als zehn Jahre lang täglich *Zantac, Prilosec, Prevacid, Maalox* und *Gaviscon* nehmen.

Ich habe Ihr Buch *Wasser hilft* gelesen und muss zugeben, dass ich sehr skeptisch war. Was mich allerdings faszinierte war die Tatsache, dass es ja wohl kaum finanzielle Interessen daran geben konnte, jemanden auf eine Wasserbehandlung umzustellen. Da ist einfach kein Geld herauszuholen. Außerdem war ich mittlerweile ziemlich verzweifelt, weil sämtliche Medikamente nicht halfen. Mein Arzt sprach von einem chirurgischen Eingriff, bei dem Nerven in meinem Magen durchgetrennt und so meine Säurebildung reduziert werden sollte. Ich bin von dieser Art ständiger Verstümmelung nicht begeistert. So beschloss ich, das mit dem Wasser einmal auszuprobieren.

Seitdem sind fast zwei Wochen vergangen. Ich habe seitdem keine Medikamente genommen. Obendrein sind auch meine Herbstallergien fort. Ich bin einfach verblüfft. Ich erzähle auch meinen Patienten davon. Früher fand ich es sehr schwer eine Diät einzuhalten und hatte große Mühe abzunehmen. Jetzt nicht mehr. Ich habe innerhalb von zehn Tagen 2,5 Kilo abgenommen und finde es jetzt viel leichter, Snacks abzulehnen. Ich wünschte nur, dass mehr Menschen darüber Bescheid wüssten.

D. B.

* * *

Alkoholabhängigkeit – Übergewicht

Mein Vater hat mir zu einem für mich und meinen kleinen Sohn äußerst kritischen Zeitpunkt Ihre Entdeckungen über Wasser vorgestellt. Ich bin 35 Jahre alt und war seit meinen Zwanzigern von Alkohol abhängig. Wie bei den meisten Menschen mit diesem Problem waren meine persönlichen Beziehungen steinig und unbeständig und ich hatte eine gescheiterte Ehe hinter mir. Ich stand gerade am Ende einer längeren Beziehung, und zwar in einer Art und Weise, die sowohl schockierend als auch belastend war, da ich mich mittellos in einer für mich fremden Stadt befand. Ich schloss mich den Anonymen Alkoholikern (AA) an, entschlossen, das alles nicht noch einmal durchzumachen.

Zu diesem Zeitpunkt gab mir mein Vater Ihr Buch und drängte mich, Ihre Empfehlungen umzusetzen. Das tat ich und ich griff danach wie nach einem Strohhalm oder einer unerwarteten Erlösung. Ich wurde damit belohnt, dass ich die Macht des Wassertrinkens gegen die Sucht nach Alkohol entdeckte. Bald wurde mir klar, dass Alkoholismus in Wirklichkeit ein *Durstsignal* ist und dass ich mir angewöhnt hatte, darauf mit Alkohol zu reagieren, der seinerseits eine stark austrocknende Substanz ist. Das ist wie bei einem Hund, der nach seinem eigenen Schwanz schnappt. Der durch Alkohol verursachte Wassermangel wird durch noch mehr Alkohol ständig aufrechterhalten – bis das Durstgefühl endlich durch *Wasser* gestillt wird.

Ich schaffte es, täglich die angemessene Menge Wasser zu trinken und austrocknende, koffeinhaltige Getränke zu vermeiden und auf dieser Basis konnte ich auch mit der durch meinen Wohnsitz verursachten Krise fertig werden. Ich war in der Lage, mein Hab und Gut und meine Möbel zusammenzupacken, einen LKW zu mieten und mit meinem Sohn von Las Vegas zurück nach Kalifornien umzuziehen. Ich ließ mich in Kalifornien nieder, nahm erfolgreich meine Arbeit als Kosmetikerin wieder auf und machte mich mit Eifer daran, meinen Sohn großzuziehen.

Ich habe natürlich immer noch die normalen Probleme, wie jeder andere, aber Alkohol gehört nicht dazu. Das Wassertrinken hat diesen Fluch von meinem Leben genommen. Während ich dies schreibe, bin ich seit zehn Monaten „trocken" und ich konnte mein Leben vernünftig neu organisieren. Eine ausreichende tägliche Wasseraufnahme ist das Fundament, auf dem man ein durch Alkohol zerstörtes Leben wieder aufbauen und anderen helfen kann, das Gleiche zu tun. Es gibt noch mehr Vorteile, die vor allem für alkoholabhängige *Frauen* einen großen Reiz haben dürften.

Aufgrund meines suchthaften Alkoholkonsums verlor ich allmählich mein jugendliches Aussehen. Die ständige Selbstvergiftung und Austrocknung durch Alkohol führten dazu, dass meine Haut stumpf und alt aussah. In den letzten Jahren hatte ich aus den Gründen, die Sie in Ihrem Buch so deutlich beschreiben, immer mehr zugenommen. Ich sah mehr und mehr aufgeschwemmt und blass aus. Deshalb war ich vor Freude außer mir, als die neue „Wasserversorgung" für meinen Körper mein Übergewicht einfach verschwinden ließ. Ich konnte es nicht glauben (und meine Freunde auch nicht), als ich wieder meine Idealfigur bekam, die ich als junge Frau gehabt hatte. Ich musste mich dafür nicht abmühen, es geschah ganz von alleine! Meine Gesichtsfarbe ist wieder so wunderbar jugendlich und strahlend, dass jeder eine Bemerkung darüber macht, (– was vor allem meinen Vater erfreut). Meine wiedergewonnene Ausstrahlung ist ein großer Vorteil in meiner Arbeit als Kosmetikerin. Die Gewichtsabnahme und die angemessene Wasseraufnahme verliehen mir insgesamt mehr Spannkraft. Ich fing an, mit dem zu funktionieren, was Sie in Ihrem Buch die „hydroelektrische Kraft" nennen.

Mit diesen Veränderungen stellten sich ein neues Leben und neue Perspektiven ein. Im Rahmen von AA helfe ich weiterhin anderen. Ich fing an, Leute mit positiver Lebenseinstellung, mit einem Ziel und einer Persönlichkeit anzuziehen, anstatt die anspruchsloseren Typen, die bereit wären, eine Alkoholikerin zu tolerieren. Auch regelmäßiger Kirchenbesuch hat mir geholfen. Ich *plane* jetzt und arbeite an einem Leben, das nach und nach besser wird. Wenn ich aus dieser Perspektive der „Normalität" auf mein Leben zurückblicke, entschuldige ich mich bei meinem Vater für viele ausschweifende Jahre und für das Leid, das ich ihm zugefügt habe. Mein Vater hatte mich fast aufgegeben, aber die Tatsache, dass er mir Ihr Buch beschafft hat, war ausschlaggebend für meine Umkehr.

Mein Vater erzählt jedem, dass Sie einer der größten Ärzte der Weltgeschichte seien. Ich denke, er hat Recht. Danke, Dr. Batmanghelidj, für alles, was Sie getan haben, nicht nur für mich und meine Kehrtwende im Leben, sondern für die gesamte Menschheit.

D. R. E.

* * *

Narkolepsie

Bei mir wurde vor 15 Jahren Narkolepsie (eine neurologische Schlafstörung) festgestellt. Ich habe vor einem Monat mit der „Wasserkur" begonnen und brauche jetzt kein Medikament mehr. (Ich musste ein starkes ZNS-Medikament einnehmen.) Halleluja!!

Ich dachte, ich sollte anderen diese gute Nachricht mitteilen.

C. J.

* * *

Darmverschluss – Refluxkrankheit

Ihr Buch über Wassermangel, *Wasser – die gesunde Lösung*, hat mein Leben erheblich verändert. Ich kann Ihnen gar nicht genug für Ihre gründliche Forschung und die endlosen Stunden danken, die Sie wahrscheinlich mit dem Sammeln Ihrer Daten verbracht haben.

Ich bin 53 und Bauunternehmer. Ich habe immer viel Sprudel, Kaffee, Tee und etwas Bier getrunken. Ich dachte irrtümlicherweise, dass ich durch diese Getränke ausreichend Wasser bekomme. Vor zwei Jahren wurde ich mit hohem Fieber und Refluxkrankheit krank. Nachts wurde mein Zustand schlimmer und schließlich wurde ich ins Krankenhaus eingewiesen. Es wurde ein Dünndarmverschluss festgestellt. Außerdem wurde mein Zustand noch durch eine durch Aspiration beim Erbrechen verursachte Lungenentzündung verschlimmert. Und zu allem Überfluss entwickelte sich noch ein Guillain-Barré-Syndrom, in Folge der Auswirkungen des Darmverschlusses auf mein Immunsystem. Im Mai 1997 wurde chirurgisch eine „Jejunoileoskopie" durchgeführt, die den Darmverschluss beheben helfen sollte. Wegen der Lungenentzündung und meines schlechten Zustands musste ich zwei Wochen im Krankenhaus bleiben. Durch meine Krankheit hatte ich extrem stark abgenommen.

Im März dieses Jahres entwickelte ich vergleichbare Symptome der Refluxkrankheit, von anhaltendem Durchfall und Erbrechen. Ich probierte eine medikamentöse Behandlung mit *Pepcid, Zantac, Maalox* und *Prilosec*. Ich verlor auch Gewicht, litt an nächtlichen

Beinkrämpfen und hatte sogar Probleme mit Harninkontinenz. Mein Arzt schickte mich zu einer Untersuchung des oberen und unteren Magen-Darm-Trakts, bei der ein weiterer unvollständiger Darmverschluss festgestellt wurde – und natürlich bekam ich einen Termin für eine Operation.

Eine Woche vor dem Eingriff drängte mich ein Freund Ihr Buch zu lesen. Ich habe mich hingesetzt und Ihr Buch noch in dieser ersten Nacht ausgelesen – und mir ging ein Licht auf. Ich trank in kleinen Schlucken 4 Gläser Wasser aus. In dieser Nacht schlief ich ohne Reflux oder Beinkrämpfe. Ich habe dann mit 8 bis 10 Gläsern Wasser täglich weitergemacht und am dritten Tag hatten meine Bauchkrämpfe und mein Durchfall völlig aufgehört. Ich konnte beschwerdefrei normale Mahlzeiten essen. Ab dem fünften Tag begann ich zuzunehmen und an Kraft zu gewinnen. Am sechsten Tag sagte ich meinen Operationstermin ab.

Doktor, ich fühle mich jetzt wesentlich besser als jemals zuvor in den letzten Jahren. Wenn ich daran denke, dass ich nichts anderes gebraucht hätte als Wasser ... Ich weiß jetzt, dass ich an Wassermangel litt, und kein einziger Arzt hatte eine Idee davon.

Nochmals vielen, vielen Dank, dass Sie sich darüber Gedanken gemacht haben und sich dieser Sache widmen. Sollten Sie jemals im Gebiet von Philadelphia sein, würde ich mich zur Verfügung stellen, um Ihre Sache zu unterstützen.

D. S. S.

* * *

Kopfschmerzen – Gedächtnisschwund

Ich habe gerade Ihr Buch über Wasser zu Ende gelesen und reagiere auf Ihre Bitte um Erfahrungsberichte.

Ich bin 39 Jahre alt. Mein ganzes Leben lang habe ich an dem einen oder anderen Problem mit meiner geistigen, seelischen oder auch körperlichen Gesundheit zu leiden gehabt. Ich bin übergewichtig und ernähre mich schlecht. Ich litt an Magersucht, Esssucht, Selbstmordneigung sowie an allen möglichen anderen Problemen.

Ich habe 20 Jahre lang an Allergien und Problemen mit den Nasennebenhöhlen gelitten. In den letzten acht Jahren hatte ich täglich Kopfschmerzen. Vor etwa sechs Jahren stellte ich alarmierend zunehmende Gedächtnisprobleme fest, die so ernsthaft waren, dass ich meinen Hausarzt aufsuchte, weil ich die Sorge hatte, dass ich an der Alzheimer-Krankheit leiden könnte. Seine „Diagnose"? Unser Gehirn könne nur eine bestimmte Menge an Informationen behalten und müsse einige abgeben, um wieder neue aufnehmen zu können ... Glücklicherweise verschrieb er mir keine neuen Medikamente, da ich schon fünf oder sechs verschiedene einnahm.

Nun zu meinen Kopfschmerzen – angefangen hab ich mit *Advil, Tylenol* oder *Excedrin*. Es kam so weit, dass ich zwei- bis dreimal täglich 7 bis 8 Tabletten schluckte. Damit mein Magen nicht angegriffen würde, nahm ich sie mit Kakao ein. Dann fand ich ein Rezept über 800 Milligramm *Tylenol* oder eher *Ibuprofen*. Ich kam auf nur eine Tablette runter, bis ich im November 1999 wieder anfangen musste die Dosis zu steigern. Ich nahm davon 2 bis 3 Tabletten bis zu viermal täglich. Hier ist noch zu sagen, dass die Flüssigkeit, die ich in den letzten 20 Jahren hauptsächlich zu mir nahm, Diät-Pepsi war. Ich habe niemals Wasser getrunken!

Im April 2000 fing ich an, Wasser zu trinken, mindestens 2 Liter am Tag, nach Möglichkeit aber 4 Liter. Innerhalb von zwei Tagen hatte ich keine Lust mehr auf Diät-Pepsi und innerhalb einer Woche hörten meine Kopfschmerzen völlig auf. Ich nehme jetzt keinerlei Medikamente mehr. Innerhalb eines Monats hat sich meine Stimmung, meine Depression völlig geändert, ich hatte keinerlei Probleme mit den Nasennebenhöhlen und nur einmal ganz leichte Kopfschmerzen. Ich brauche wohl kaum zu betonen, dass sich mein Leben verändert hat, dass es durch das Wassertrinken grundlegend verbessert wurde! Nur zweimal hatte ich mit unerklärlichen Episoden von Schwindel zu tun, die sich nun durch Ihr Kapitel über Salz klären ließen.

Ich hoffe, dass ich nie mehr in meinem Leben auch nur eine Tablette schlucken muss. Danke.

V. H.

* * *

Verwirrung – Probleme beim Sprechen und Verstehen – Müdigkeit – Verstopfung

Ich arbeite als examinierter Altenpfleger in einer geriatrischen Reha-Klinik. Unsere Patienten sind in der Regel zwischen 70 und 100 Jahre alt. Sie kommen zu uns nach operativen Eingriffen an Hüfte oder Knie, nach Frakturen oder Schlaganfall.

Eines unserer pflegerischen Hauptanliegen ist die Trinkförderung. Jeder Patient hat eine dem Körpergewicht, der Größe und seinem Krankheitsbild entsprechend festzulegende Trinkmenge pro Tag (zwischen 1,5 und 2,5 Liter). Hierbei zählen zur Trinkmenge aber nur stilles Mineralwasser, Leitungswasser, Kräutertee (Früchtetee mit Einschränkungen). Kaffee, schwarzer Tee, gesüßte Obstsäfte sowie Limonaden zählen nicht dazu.

Oft kommen Patienten zu uns, die ganz klar Anzeichen der Austrocknung zeigen. Sie sind verwirrt, Verstehen und Sprechen sind gestört, der Urin ist stark konzentriert, oft haben sie eine Obstipation. Sie sind müde, demotiviert, kaum mobilisierbar. In solchen Fällen bekommen sie zuerst einmal ein bis zwei Tage lang eine Infusion mit einer einfachen Kochsalzlösung. Zusätzlich bieten wir ihnen ihr Lieblingsgetränk an, um den Trinkvorgang wieder zu stimulieren.

Unsere Erfahrungen zeigen ganz klar, dass ausreichende Flüssigkeitszufuhr eine absolute Notwendigkeit für alle körperlichen und kognitiven Vorgänge ist. Nach diesen ein bis zwei Tagen sind unsere Patienten wieder in der Lage, sich zu orientieren, am Tagesgeschehen teilzunehmen und der Reha-Therapie zu folgen.

G. B. (Deutschland)

* * *

Schlafstörungen

Ich möchte meine tiefste Dankbarkeit dafür zum Ausdruck bringen, dass Sie das Buch *Wasser – die gesunde Lösung* geschrieben haben. Seit ich Ihr Buch gelesen habe, trinke ich mit tiefer Überzeugung Wasser und ich habe viele positive Veränderungen in meinem Körper und meinem Geist beobachtet. Eine der wichtigsten Veränderungen ist, dass ich länger und tiefer *schlafe* als vorher, und natürlich hilft mir der Schlaf bei der Heilung.

Einige Monate nach einer Operation wegen Brustkrebs (1994) spürte ich leicht stechende Beschwerden in meiner Schulter. Seit ich allerdings Ihren Empfehlungen zum Trinken von Wasser und Verwenden von Salz folge, sind diese Beschwerden wieder verschwunden. Außerdem fühle ich mich insgesamt gesünder und wohler.

Zurückblickend erinnere ich mich, dass ich mich irgendwie erschöpft und kränklich und gleichzeitig äußerst durstig fühlte. Ich muss wohl die meiste Zeit meiner 41 Jahre an Wassermangel gelitten haben. Wenn ich gewusst hätte, wie wichtig Wasser für die Funktion jeder Zelle, jedes Organs und Körpersystems ist, hätte ich vielleicht keinen Brustkrebs bekommen, oder wenigstens nicht in diesem Alter.

Ich möchte Ihnen nochmals für diese ausgezeichnete Arbeit danken. Wie merkwürdig, dass die einfachsten Dinge – das, was sich unmittelbar vor unseren Augen befindet – für die meisten Menschen am schwierigsten zu sehen sind.

L. L.

Kommentar: Wie Sie erkannt haben, deckt meine 22 Jahre währende Forschung zu den pathologischen Folgen unbeabsichtigten Wassermangels des Körpers eine direkte und zweifelsfrei existierende Beziehung zwischen ständigem Wassermangel innerhalb der Zellen und der Entstehung von Krebs in diesen Zellen auf. In manchen Fällen kann die Behebung dieses Wassermangels und seiner Stoffwechselkomplikationen den Krankheitsprozess umkehren und Krebsrezidive auf natürliche Weise verhindern. Das konnten Sie bereits in dem Bericht von Andrew Baumann (weiter vorn in diesem Buch) lesen. Heutzutage wird meine Arbeit zu diesem Thema allmählich anerkannt. Bei zwei Gelegenheiten wurde ich gebeten, auf Konferenzen der Gesellschaft für Krebskontrolle zu sprechen. Von meinem Vortrag im Jahre 2002 gibt es eine Videoaufzeichnung, die unter www.watercure.com bestellt werden kann.

* * *

Verschwommenes Sehen – Hautbeschwerden – Migräne

Im Herbst 1983 bekam ich Probleme mit dem Sehen. Ich suchte Dr. S. in Kingston, Pennsylvania, auf, der „schwarze Flecken" feststellte. Das Problem wurde nach und nach schlimmer und störte mich wirklich. Dr. S: begann nach anderen Ursachen in meinem Körper zu suchen, wie beispielsweise Lyme-Borreliose oder andere Krankheiten, konnte aber nichts finden; währenddessen wurde mein Zustand schlimmer. Im Januar 1994 suchte ich die Wills-Augenklinik in Philadelphia auf. Sie kamen dort zu der Schlussfolgerung, dass mein Problem auf eine Colitis ulcerosa zurückzuführen sei, die ich 30 Jahre zuvor gehabt hatte, und dass das neue Problem UV-Schäden heiße, das heißt Entzündung des Glaskörpers meiner Augen. Meine Sicht war verschwommen, so als ob ich durch einen Store, der sich hin und her bewegt, schauen würde, oder wie durch hängende Fäden, die sich in einiger Entfernung bewegen. Ich bekam 80 Milligramm *Prednison*, ein Kortisonderivat, verordnet. Die Dosen wurden nach und nach angepasst und ich nahm zwei Jahre lang *Prednison*.

Mit der Zeit wurde ich noch niedergeschlagener. Man erzählte mir das Schlimmste, was eintreten könnte. Man dachte, dass es sich vielleicht um ein Lymphom handele, weil sich das unmittelbar auf die Augen auswirkt. Meine Sicht war immer noch verschwommen, ich konnte nur schwer lesen und musste eine Lesebrille tragen. Ich war emotional am Boden zerstört und es kostete mich 1000 Dollar. Nach jedem neuen Arztbesuch war ich ein Wrack.

Ursprünglich hieß es, dass meine Sicht, wenn sie nicht besser würde, nach und nach schlechter würde und ich zwar wohl nicht blind werden, aber ein ernsthaftes Problem haben würde, vor allem beim Autofahren bei Nacht. Dann las ich im Dezember 1994 glücklicherweise einen Artikel in einer Zeitschrift, in dem Bob Butts dafür gedankt wurde, dass er die Leute über Dr. Batmanghelidjs Wasserkur informiert habe und darüber, dass 2 Liter Wasser und ein halber Teelöffel Salz (als Gewürz an Speisen) sowie das Weglassen koffeinhaltiger Drinks die meisten Krankheiten heilen könnten. Ich dachte mir, dass es ja nichts schaden könne, das auszuprobieren, und dass ich eine Entzündung habe, und so fing ich an, mir selbst wieder genug Wasser zuzuführen.

Etwa zwei Wochen später, nach regelmäßigem Wassertrinken, hatte ich wieder einen Termin bei Dr. S., der einen bemerkenswerten Unterschied feststellte. Ich erzählte ihm von der Wasserkur, aber er fegte das einfach zur Seite. Er schlussfolgerte, dass seine Medikamente schließlich doch gewirkt hätten. Ich spürte aber, dass es das Wasser war. Er sagte mir, ich solle weiter Wasser trinken und nach einem Monat wiederkommen. Jeden Monat wurde es besser! Im vierten Monat brauchte ich die Medikamente, die ich zwei Jahre lang eingenommen hatte, überhaupt nicht mehr. In den letzten sechs Monaten hat mein Arzt mich aus der Ferne „beobachtet". Zum ersten Mal seit vielen Monaten brauchte ich nicht mehr *monatlich* zum Arzt zu gehen. Außerdem fühle ich mich einfach viel besser! Meine Haut hat genug Flüssigkeit, die Falten haben abgenommen und ich bekomme nur noch selten solche Migräne wie früher.

Für mich bin ich davon überzeugt, dass das Wassertrinken eine wunderbare Kur war. Ich erzähle jedem von der Wasserkur. Sicherlich wird es niemandem schaden! Und es ist mit Sicherheit gesünder, als über Sprudel, Kaffee und Medikamente Chemikalien in sich aufzunehmen. Ich trinke einfach nur Wasser.

Ich kenne eine andere Frau mit dem gleichen Problem und ihr geht es auch besser. Ich wollte wissen, wie es ihr geht, und habe jetzt gerade mit ihr telefoniert, weil sie ähnliche Symptome hatte und auch sehr niedergeschlagen war. Sie war auch in der Wills-Augenklinik. Sie hat denselben Arzt aufgesucht, weil sie von den Ärzten hier enttäuscht war.

Ich habe auch mit Dr. J. in Scranton über meine Situation gesprochen. Er meinte, das sei interessant, konnte aber nicht glauben, dass es nur am Wassertrinken gelegen haben sollte. Ich weiß nicht, ob es Wasser und Salz zusammen waren. Derzeit habe ich fast keine Falten mehr. Ich hatte kleine Runzeln, die alle weg sind. Der ganze Körper und die physiologischen Systeme verändern sich. Alles im Körper verändert sich. Wenn ich jetzt kein Wasser trinke, wird meine Sicht am dritten oder vierten Tag wieder schlimmer. Deshalb glaube ich, dass es wirklich am Wasser liegt, wenn meine Sicht klar bleibt und ich normal sehen kann. Ich erzähle vielen Menschen von Ihrem Buch *Wasser – die gesunde Lösung*.

M. W.

* * *

Rückenschmerzen – Bronchospasmus – Bluthochdruck

Danke, dass Sie das Buch *Wasser – die gesunde Lösung* geschrieben haben. Indem ich mich an die Prinzipien dieses Buches hielt, konnte ich meine Gesundheitsprobleme bewältigen. Hier ist eine Aufstellung meiner früheren körperlichen Beschwerden:

- Schmerzen im unteren Rücken
- Nackenschmerzen
- Bronchospasmus
- Nicht funktionierende Herzklappe
- Knieschmerzen
- Hypertonie

Wasser und Salz heilten diese Beschwerden vollständig!

Ich musste ihr Buch zweimal lesen, um seine Reichweite wirklich zu verstehen. Ich bin froh, dass ich das getan habe! Die Schranken bei der allgemeinen Umsetzung dieser Prinzipien scheinen hoch zu sein, aber wie stetes Wasser den Stein höhlt, mögen auch diese Prinzipien sich durchsetzen.

T. E.

* * *

Vorbemerkung:

Die beiden folgenden Briefe sind von A. C. und ich habe sie beide ausgewählt, weil ich die Beziehung zwischen dem prämenstruellen Syndrom und einer Störung des Wasserhaushalts erklären möchte.

Prämenstruelles Syndrom

Brief 1

Vor ungefähr drei Jahren wurde bei mir ein schweres prämenstruelles Syndrom mit Depressionen festgestellt. Ich habe sämtliche empfohlenen

Behandlungsarten ausprobiert, von *Prozac* bis Wundersalben, Kräuteraufgüssen und was sonst noch. Nichts hat gewirkt.

Nach zweieinhalb Jahren schweren Leidens entdeckten mein Mann und ich Dr. Batmanghelidj und seine erstaunliche Wasserkur. Nachdem wir sein Buch *Wasser – die gesunde Lösung* gelesen hatten, wurde uns die Lösung meiner Probleme deutlich bewusst. Ich fing an mich selbst mit ausreichend Wasser, natürlichem Meersalz, reinem L-Tryptophan, Körperbewegung und Nahrungsergänzungsmitteln zu behandeln. Es ist jetzt sechs Monate her, dass ich mit dieser Behandlung begonnen habe, und ich kann mit tiefster Überzeugung sagen, dass alle meine Symptome verschwunden sind. Zu Ihrer Information hier eine Aufstellung, an welchen Symptomen ich vor dieser Behandlung gelitten habe:

- Schweres PMS (Stimmungsschwankungen, Reizbarkeit, Jähzorn)
- Depression
- chronische Müdigkeit
- Blähungen
- unregelmäßige Monatsblutungen
- mangelndes hormonales Gleichgewicht (Untersuchungen ergaben erhöhte Prolaktinspiegel, das heißt Hinweise auf ein mögliches Prolaktin sekretierendes Adenom)
- Menstruationsmigräne
- Heißhunger
- saisonale Allergien

Auf Grund des großartigen Erfolgs bei der Behandlung meiner Beschwerden mit diesem einfachen, natürlichen Verfahren habe ich eine Homepage für Frauen mit PMS eingerichtet, mit der ich diese natürliche, einfache und wirksame Kur tatkräftig unterstütze. Ich möchte diese Informationen mit so vielen Menschen wie möglich teilen, da PMS ein fürchterlicher Zustand ist und viel mehr Frauen daran leiden, als allgemein bekannt ist.

Ich bin sehr neugierig auf den professionellen Kommentar von Dr. Batmanghelidj zu meiner Selbstheilung durch das Anwenden seiner Forschung. Ich bin der Meinung, dass die konventionelle Medizin nicht genug unternimmt, um Frauen mit dieser Krankheit zu helfen, und viele werden durch das Sponsoring großer Pharmakonzerne und deren verführerische Werbung und Unterstützung von Medikamenten wie selektive Serotonin-Wiederaufnahme-Hemmer abgelenkt, ohne wirklich nach den tatsächlichen Ursachen und der angemessenen Behandlung für diese Frauenkrankheit zu forschen oder diese öffentlich bekannt zu machen.

A. C.

Brief 2

Ich bin ausgesprochen froh von Ihnen zu hören. Danke für Ihre Antwort. Selbstverständlich können Sie meinen Brief in Ihrem Buch verwenden, das ist eine wunderbare Idee! Ich bin neugierig, welchen Titel das Buch bekommt, falls mir die Frage erlaubt ist. Ich würde es gerne lesen, sobald es veröffentlicht ist. Im Augenblick liest mein Mann das Buch *Wasser hilft* und ich warte geduldig, bis ich an der Reihe bin.

Was den Punkt angeht, *Tryptophan* ohne Rezept zu bekommen – das ist eine lange Geschichte. Mein Mann und ich haben wie verrückt nach reinem *Tryptophan* gesucht. Wie Sie wissen, bekommt man es hier sehr schwer ohne Rezept, aber es ist nicht unmöglich. Wir wussten, dass wir es auf Rezept bekommen könnten; da wir aber in der Stadt, in der wir leben, neu waren, hatten wir noch keine ausreichend vertrauensvolle Beziehung zu einem Arzt aufgebaut, um mit ihm über diese unkonventionelle Behandlungsmethode für meine Probleme zu sprechen. Sicher verstehen Sie, dass ich in den letzten drei Jahren gerade auf diesem Gebiet meiner Gesundheit derart viele unerfreuliche Erfahrungen im Umgang mit der konventionellen Medizin gemacht hatte, dass ich möglichst nichts mit Ärzten zu tun haben wollte. Vielleicht halten das einige für unklug, aber ich sah keinerlei Risiken. Mein lieber Mann und ich hatten unsere Lektion gelernt und waren recht zuversichtlich, dass wir uns auf dem richtigen Weg befanden. Jedenfalls fanden wir schließlich ein Unternehmen in Kalifornien, das reines *Tryptophan* für den pharmazeutischen Gebrauch verkauft, allerdings sehr teuer. Der Nutzen ist aber größer als die Kosten, was für uns wichtiger ist. Wir stellten (sicherheitshalber) Nachforschungen über das Unternehmen an und als wir alles überprüft hatten, kauften wir das *Tryptophan* ohne Rezept.

Wenn es Ihnen nichts ausmacht, einen kurzen „Roman“ zu lesen, erzähle ich Ihnen, was sich abspielte, bevor ich mit *Tryptophan* als Nahrungsergänzung begann. Vielleicht interessiert es Sie.

Vor ungefähr einem halben Jahr, bevor wir dieses Unternehmen ausfindig gemacht und kurz nachdem wir Ihr Buch gelesen hatten, experimentierte ich mit der „Kur“ und versuchte *Tryptophan* in meinen Organismus zu bringen, indem ich jeden Abend vor dem Schlafengehen ein Glas warme Vollmilch trank, dasselbe noch einmal am Morgen; danach folgte ein strammer einstündiger Spaziergang, damit es die Blut-Hirn-Schranke passieren konnte (wie Sie in Ihrem Buch erklären). Einen weiteren einstündigen Spaziergang machte ich am Nachmittag und daneben trank ich die ganze Zeit Wasser. Mein Mann und ich waren von den Ergebnissen dieser einfachen Methoden stark beeindruckt. Meine Depression wurde wesentlich geringer und ich hatte wieder etwas Energie. (Ich war zwar noch nicht geheilt, aber meine Symptome waren etwas gemildert.) Wir hatten eine so schlimme Zeit hinter uns, wir standen mehrmals am Rande der Scheidung und wir konnten wirklich nicht glauben, dass die Antwort auf meine Gesundheitsprobleme so einfach sein sollte, weshalb wir vorsichtig weitermachten, da wir dachten, das wäre zu schön, um wahr zu sein.

Ich machte ungefähr einen Monat lang mit der warmen Milch weiter, aber die schleimbildenden Eigenschaften der Milch verschlimmerten bald meine Allergien und ich musste wieder mit dem Milchtrinken aufhören. Im Laufe des nächsten Monats ging es mir einigermaßen gut, wobei ich einfach nur die Lebensmittel aß, die natürlicherweise *Tryptophan* enthalten, aber es ging mir keineswegs so gut, wie es mir meiner Überzeugung nach hätte gehen können, wenn ich an reines L-*Tryptophan* für den pharmazeutischen Gebrauch gekommen wäre. Und wie erwartet zeigten sich die tatsächlichen Ergebnisse dieser Behandlungsmethode, sobald ich anfing, *Tryptophan* als Nahrungsergänzungsmittel zu nehmen (zu Beginn 1000 Milligramm für eine Dauer von zwei Wochen, dann 500 Milligramm, dann intermittierend, usw.).

Es fühlt sich wunderbar an, wieder ich selbst zu sein. Ich möchte Ihnen persönlich ganz herzlich danken, lieber Dr. Batmanghelidj! Ihre Forschung und Ihr Wissen haben mir nicht nur förmlich das Leben gerettet (zu einem bestimmten Zeitpunkt, als PMS und Depressionen sehr schlimm waren, hatte ich sogar Selbstmordgedanken), sondern es hat auch eine große Rolle dabei gespielt, eine wundervolle Ehe zu retten, meine geistige Gesundheit und nicht zuletzt die seelische Gesundheit eines reizenden sechsjährigen Jungen, der jetzt nicht mehr durch die unerklärlichen Stimmungsschwankungen seiner Mutter verwirrt und verletzt wird. Im Moment arbeite ich an einigen psychologischen Aspekten meiner Kindheit, die meiner Meinung nach und laut einiger Forschung, die ich betrieben habe, eine große Rolle bei der Entstehung von PMS bei dafür anfälligen Frauen spielen. Ich bewege mich nun endlich auf festem Boden, anstatt über Wasser zu laufen mit der ständigen Angst zu ertrinken.

Dr. Batmanghelidj, was ist Ihre professionelle Meinung zum prämenstruellen Syndrom? Ich glaube auf der richtigen Spur zu sein, wenn ich sage, dass es in erster Linie durch „Stress" ausgelöst wird, ob es sich nun um Stress im Leben oder Stress durch chronischen Wassermangel handelt. In der konventionellen Medizin heißt es, PMS trete bei einigen Frauen auf, die auf normale hormonale Veränderungen „unnormal" reagierten. Meiner bescheidenen, laienhaften Meinung nach ist dies unzutreffend, irreführend und einfach nur eine in den Wind geschossene Theorie. Wissen Sie etwas über PMS? Könnten Sie Forschung zu dieser Krankheit betreiben und die Ergebnisse veröffentlichen? Es würde so vielen Frauen und ihren Familien helfen.

Ich glaube nicht, dass ich so falsch liege, wenn ich sage, dass PMS die Ursache für viele Scheidungen und andere familiäre Probleme ist. Schließlich weiß ich das aus eigener Erfahrung. Und als Mann sind Sie sicher mit den Witzen über PMS vertraut und damit, wie diese Frauenkrankheit in unserer Gesellschaft stigmatisiert wird. PMS ist eine schwere Krankheit und sogar lebensbedrohlich, weil Selbstmord und Totschlag im schlimmsten Fall reale Möglichkeiten werden. Jeder, der sich einige Zeit mit Frauen mit PMS (und mit deren Männern und Kindern) unterhält, wird sich schnell über die weitreichenden Auswirkungen klar werden, die PMS nicht nur für die daran leidende Frau, sondern auch für deren Angehörige hat. Je länger PMS unbehandelt bleibt (und konventionelle Verfahren sind in meinen Augen keine angemessene Behandlung), desto schlimmer wird es und desto eher führt es zu einer noch schlimmeren depressiven Erkrankung. Meiner Meinung nach nehmen es die Menschen (und die Ärzte) nicht ernst genug. Wahrscheinlich verstehen Sie meine Betroffenheit darüber.

Danke, Dr. Batmanghelidj. Sie erweisen der Menschheit mit ihrer Arbeit einen großen Dienst. Ich wünsche Ihnen viel Glück und Erfolg bei Ihren Bemühungen.

A. C.

Kommentar: Die physiologische Vorbereitung auf die monatliche Menstruationsblutung macht eine erhöhte Wasseraufnahme erforderlich, damit das Blut zu mindestens 15 bis 25 Prozent verdünnt wird. Das Blut muss verdünnt sein und sehr flüssig, um Durchblutungsprobleme zu vermeiden, wenn ein Teil davon mit der äußeren Schicht des Endometriums aus der Gebärmutter ausgeschieden wird. In diesen Ablauf greifen die Wasser regulierende Wirkung von Histamin und die ihm untergeordneten Regulative ein. Diese chemischen Substanzen verursachen nicht nur Schmerzen, sondern können auch die neuropsychologische und -physiologische Aktivität des Gehirns beeinflussen.

In einem von Carl Pfeiffer verfassten Buch mit dem Titel *Nutrition and Mental Health: An Orthomolecular Approach to Balancing Body Chemistry* wird gezeigt, in welcher Weise Histamin die emotionale Verfassung beeinflusst. Ein weiterer Nachweis dafür beruht auf der Tatsache, dass sämtliche trizyklischen Antidepressiva sehr, sehr starke Antihistaminika sind. Allerdings sind Wasser und Salz viel effektivere, natürlichere und weniger schädliche Antihistaminika und sie lindern die Gesundheitsprobleme im Zusammenhang mit übermäßiger Histaminaktivität im Organismus. Daher erklären sich also die Beobachtungen von A. C.

* * *

Schmerzen – geschwollene Beine

Vor etwa acht Monaten hatte ich eine Unterhaltung mit Bob Butts. Als Bob mit mir über die „Wasserkur" sprach, lachte ich – ja, ich habe tatsächlich gelacht. Ich hatte ein Problem mit meinen Beinen, die richtig schlimm anschwollen. Vor lauter Arthritis und Gicht konnte ich fast nicht laufen. Ich ging zum Arzt und bekam entzündungshemmende Medikamente. Sie machten mir die Eingeweide kaputt, also hörte ich auf, sie zu nehmen. Als Bob dann zum zweiten Mal mit mir über Ihre

Behandlungsweise sprach, entschloss ich mich das einmal auszuprobieren. Ich bin im letzten halben Jahr dabeigeblieben und fühle mich jetzt wie ein junger Mann. Ich bin 54 und fühle mich wie 20.

Meine Einstellung hat sich völlig geändert, nachdem ich mit dem Wassertrinken angefangen habe. Wenn man ständig Schmerzen hat, hat man nichts anderes mehr im Kopf. Ich war im Begriff, mein Geschäft aufzugeben und mich damit abzufinden, dass ich die Dinge nicht mehr so schaffe wie früher. Normalerweise arbeitete ich 10 bis 15 Stunden am Tag. Ich dachte, dass ich mein Geschäft am besten aufgeben solle. Dann fing ich an, einfach nur Wasser zu trinken und etwas Salz an meine Speisen zu tun. In den letzten vier bis sechs Monaten ist meine Gesundheit wirklich besser geworden. Ich sage nicht, dass das alles nur am Wassertrinken liegt. Das Einzige, was ich weiß, ist das, dass ich mir, seit ich mit der „Wasserkur" angefangen habe, das Wassertrinken zur Gewohnheit gemacht habe. Ich fühle mich wirklich sehr viel besser und das kann meine Frau Ihnen auch bestätigen. Ich war mürrisch und es war nicht angenehm mit mir zusammenzuleben, aber das hat sich jetzt völlig geändert. Anstatt morgens Kaffee oder Milch zu trinken wie früher, gehe ich zum Frühstück nach Hause und trinke ein 330-Milliliter-Glas Wasser. Ich trinke zum Essen weder Coca-Cola noch Bier, sondern nur ein 330-Milliliter-Glas Wasser.

Es ist komisch, weil man Leuten mit geschwollenen Beinen üblicherweise sagt, sie sollten nicht so viel trinken und kein Salz verwenden, aber ich habe das Gegenteil getan und meine Beine sind fast wieder normal. Ich kann wieder Cowboy-Stiefel tragen, was ich nicht mehr tun konnte, seit ich 44 Jahre alt war und meine Gicht richtig schlimm wurde. Ich nahm ein Medikament nach dem anderen, bis ich Magengeschwüre davon bekam. Jetzt nehme ich keine Medikamente mehr.

Meine Gelenkschmerzen sind so gut wie weg. Ab und zu flackern sie wieder auf. Das liegt an meiner Arbeit. Es hängt vom Stress ab, vor allem in den Schultern. Ich mache ziemlich viel harte Arbeit, viel Ziehen, Heben von schweren Reifen und Ersatzteilen, den ganzen Tag über. An manchen Tagen gehe ich nach Hause und habe Schmerzen in den Schultern, aber das ist einfach normaler Verschleiß.

Stellen wir uns eine Skala von 1 bis 10 vor, die der Selbsteinschätzung dienen soll, so habe ich mich vor der „Wasserkur" wie eine Null gefühlt. Ich wollte am liebsten sterben, aber jetzt bin ich mindestens eine Sieben oder eine Acht. Ich arbeite daran, die Zehn zu erreichen. Wenn ich es geschafft habe, gebe ich Ihnen Bescheid. Danke!

M. G.

* * *

Blutende Zunge

Vor Jahren erwähnte einer meiner Mitarbeiter Ihr Buch *Wasser – die gesunde Lösung*, aber ich ignorierte diese Empfehlung voller Skepsis, da ich mein ganzes Leben lang an einem medizinisch ungeklärten Problem gelitten hatte. Ich machte mir nicht mehr die geringsten Illusionen über den ärztlichen Berufsstand. Ich nenne mein Problem einen „extrem trockenen Mund" mit überspanntem Gewebe, weil ich in meinen 54 Jahren noch nie etwas Vergleichbares gesehen oder darüber gelesen habe. Heute weiß ich, dass es ein Symptom von Wassermangel war.

Als ich erst 17 Monate alt war, zeigten sich auf meiner Zunge zum ersten Mal weiße Flecken, wie von abgestorben aussehender Haut. Bis vor etwa sechs Wochen gab es auch andere deutliche Zeichen für Wassermangel (die ich allerdings nicht erkennen konnte, bis ich Ihr Buch gelesen hatte): eine ständig laufende Nase, tränende Augen, geschwollene Augenlider, Anfälligkeit für Erkältungen und Grippe. Diese zuletzt genannten Anzeichen verschwanden fast vollständig, sobald ich meine Trinkmenge erhöht hatte. Während meiner Schulzeit hatte meine gesamte Zunge einen weißen Belag, der sich in Streifen abziehen ließ. Oft hing Haut (Membran) daran und zurück blieb das rohe Fleisch einer manchmal sogar blutenden Zunge. Keiner empfahl mir jemals Wasser – vielleicht Jod oder Hefepräparate, aber nie Wasser. Klugerweise habe ich die Ärzte nicht mit medikamentösen Therapien gegen etwas, was sie nicht identifizieren konnten, experimentieren lassen. Mit Ausnahme meines offensichtlich geschwächten Immunsystems war ich gesund, so dass ich diesen Zustand eben als Schicksal hingenommen und aufgehört habe, nach Antworten zu suchen.

Ich habe mich an die Ernährungsprinzipien der natürlichen Lebenshygiene gehalten, wie sie in dem Buch von Harvey und Marilyn Diamond *Fit for Live and Living Healthy* [dt. Ausgabe: *Fit für's Leben. Gesund werden – gesund bleiben*, Ritterhude: Waldthausen Verlag] dargelegt werden. Dort wird großer Wert auf Nahrung mit einem hohen Wassergehalt gelegt, wobei auf Fleisch, Milchprodukte und Nahrungskonzentrate verzichtet werden sollte. Allerdings konnte ich diese Ernährungsweise aus persönlichen Gründen nicht fortführen und es traten wieder Zeichen für einen Wassermangel auf. Im Laufe des vergangenen Jahres sah meine Zunge wie ein Reptil aus, ausgezehrt, lang, hart, glänzend und mit verdickter Spitze. Dieser krankhafte Zustand war schmerzhaft und unangenehm, vor allem wegen der Sprachstörungen in Folge der verdickten Spitze und wegen übermäßiger Speichelsekretion.

Seit Juni 2001 habe ich täglich 8 Gläser à 250 Milliliter Wasser mit Meersalz getrunken. Die Schmerzen und das Sabbern haben aufgehört, aber die Zunge ist stellenweise immer noch geschwollen, obwohl ich sie täglich massiere, damit sie besser durchblutet wird. Offensichtlich entwickelt sich jetzt unter dem weißen Belag (der abgestorbenen Haut) eine gesunde, rosafarbene Hautschicht.

Danke, Dr. Batmanghelidj, für Ihre intelligente und fleißige Arbeit, durch die Sie aufgezeigt haben, dass Wassermangel eine Ursache von Krankheiten ist. Sie haben großen Mut und viel Durchhaltevermögen im Umgang mit den ärztlichen „Autoritäten“ bewiesen. Ich danke Ihnen und bewundere Sie sehr.

R. E. N. (Kanada)

* * *

Schmerzen im Brustkorb – Verstopfung

Ich möchte Ihnen nur eben mitteilen, dass Ihr wunderbarer Bericht über Wasser ein Segen für mich war. Ich habe viele Ärzte aufgesucht und keiner fand, dass irgendetwas bei mir nicht in Ordnung wäre. Nach diesen Untersuchungsergebnissen war ich bei ausgezeichneter Gesundheit – obwohl ich mich elend fühlte. Ich hatte (vor sechs Monaten) Schmerzen im Brustkorb und ich konnte nicht ohne Abführmittel zur Toilette gehen. Ich hatte mich schon damit abgefunden, dass ich mich wohl für den Rest meines Lebens völlig elend fühlen würde, oder so lange, bis per Zufall irgendeine Hilfe auftauchen würde. Und dann kam Ihr Brief. Herzlichen Dank!

Von dem Augenblick an, als ich Ihren Bericht gelesen hatte, habe ich angefangen, jede Menge Wasser zu trinken. Was Sie beschreiben, hat mich total geschockt. Schon am Tag nach Beginn der „Wasserkur" sah ich den Unterschied. Meine Erschöpfung war verschwunden, und das, obwohl ich mitten in der Nacht aufgewacht war. Früher bin ich nie nachts aufgewacht, um zur Toilette zu gehen, und fühlte mich trotzdem völlig erschöpft. Jetzt stehe ich nachts auf und fühle mich am nächsten Tag trotzdem wach und munter. Ihre Berichte sind einfach phantastisch. Nach einer Woche Wasserkur (täglich 6 bis 8 Gläser) hatte ich den *ersten* Stuhlgang *ohne* Abführmittel, und so blieb es auch weiterhin. Ich hätte in meinen 43 Lebensjahren nie gedacht, dass ich mal wegen Stuhlgang aus dem Häuschen geraten würde, aber ich bin einfach begeistert von dieser Veränderung in meinem Organismus. Ich wollte erst sicher sein und Ihnen dann schreiben und danken. Sie retten Menschen und das ist eine besondere Gabe. Machen Sie mit Ihrer Arbeit so weiter!

G. P. A.

* * *

Nachtschweiß – Hitzewallungen

Mir wurde das Buch *Wasser – die gesunde Lösung* empfohlen und ich habe meine Trinkmenge erheblich erhöht. Ich stelle fest, dass meine Hitzewallungen und nächtlichen Schweißausbrüche stark nachgelassen haben. Ich bin 55 Jahre alt, in der Postmenopause und hatte 24 Stunden am Tag erhebliche Probleme mit beidem. Die nächtlichen Schweißausbrüche sind so weit zurückgegangen, dass ich jetzt viel besser schlafe und nicht etliche Male nachts aufwache. Sobald ich eine Hitzewallung kommen spüre, trinke ich etwas Wasser und sie klingt wieder ab. Da heute so viele Frauen mit Hormonersatztherapie behandelt werden, wäre es gut, wenn meine Erfahrung veröffentlicht würde.

M.

* * *

Trockene Augen

Ich bin hoch erfreut über Ihre Unterlagen und dankbar dafür. Nach jahrelangen Problemen mit den Augen suchte ich meinen Augenarzt für einen Eingriff auf, wegen verstopfter Ausführungsgänge der Tränendrüsen. Er untersuchte den Flüssigkeitsgehalt meiner Augen und sagte, dass ich auf einer Skala von 1 bis 20, auf der 10 dem „Syndrom des trockenen Auges" entspreche, bei 4 liege. Er diagnostizierte ein Sjögren-Syndrom. Er setzte an einem Auge provisorische Stöpsel in die Ausführungsgänge der Tränendrüsen, die sich nach fünf Tagen auflösen sollten. Bei einem späteren Termin sollte ich dann sagen, ob mir das eine Linderung gebracht hätte, bevor permanente Stöpsel eingesetzt würden.

Ich las unter Sjögren-Syndrom nach und stellte fest, dass ich andere Symptome hatte. Nach ungefähr zwei Tagen der Versuchsphase sah ich eine Broschüre mit Ihren Erkenntnissen. Ich fing sofort an, Ihren Empfehlungen entsprechend Wasser zu trinken. Vorher trank ich vielleicht 3 Gläser Flüssigkeit pro Tag, darunter auch Sprudel und Kaffee. Bei meinem erneuten Arzttermin drei Wochen später erbat ich eine weitere Untersuchung vor dem Einsetzen der Stöpsel. Ein Auge lag bei 8, das andere bei 10! Der Arzt sagte, dass es nicht richtig wäre, mit dem Eingriff weiterzumachen, und fragte mich, was ich denn unternommen habe. Ich gab ihm Ihr Buch. Er möchte mich in drei Monaten nochmals untersuchen. Er sagte, dass das „Syndrom des trockenen Auges" bei vielen Menschen zu Beschwerden und Problemen führe. Ich hoffe, dass er meine Erfahrung an andere Patienten weitergibt. Ich warte mit Ungeduld auf die Nachuntersuchung, um meine Erfahrung empirisch bestätigen zu können.

Außerdem fühle ich mich so gut wie seit Jahren nicht mehr. Ich hatte oft Nasenbluten, das aber jetzt aufgehört hat. Ich habe keine Gelüste mehr nach Koffein und leide nicht mehr an Verstopfung. Ich habe abgenommen und bin sicher, dass ich gerade erst am Anfang stehe, was den Nutzen betrifft, den ich aus Ihrem Programm ziehen kann. Ich habe mehrere Bücher für Freunde mit Asthma und Hypertonie gekauft. Es klingt so einleuchtend. Vielen Dank.

L. A.

* * *

Natriummangel

Wo soll ich anfangen? Wo soll ich anfangen, Ihnen zu danken, dass Sie das Leben meiner Mutter gerettet haben? Wenn wir nicht telefoniert und Sie die Informationen Ihres Buches näher erklärt hätten, wäre meine Mutter jetzt vielleicht nicht mehr am Leben. Ich bin davon überzeugt, dass Sie ihr mit den Informationen zu Salz und Wasser und unseren vielen Gesprächen eine zweite Chance gegeben haben und sie sich aufgrund dessen wieder erholen konnte.

Ihren Natriumspiegel von 108 (Normalwert 140) haben Ihre Anweisungen auf 127 gesteigert und sie damit knapp vor dem Tod bewahrt. Als sie an Lungenentzündung litt, wurde ihr Leben durch Ihre Einsichten gerettet. Als ihr Arzt sagte, dass es nur zwei Möglichkeiten gebe – so wenig Wasser zu trinken, dass ihre Nieren versagen würden, oder mehr Wasser zu trinken und ihren Natriumspiegel auf einen gefährlichen Wert herunterzubringen – da zeigten Sie die dritte Möglichkeit auf: einen Zwiebelextrakt, der ihren Nieren half, das Natrium zurückzuhalten. Dank dieses Wissens konnte ich ihren Natriumspiegel auf 130 halten und ihre Trinkmenge auf rund 2900 Milliliter täglich steigern. Trotz ihrer Medikamente und zweimal täglich *Lasix* 40 mg hatten Salz und Wasser eine deutliche Wirkung auf ihre Gesundheit und ihr Ödem.

Auch mir wurde damit erheblich geholfen, angesichts des Stresses, unter dem ich jeden Tag stehe. Danke, Dr. Batmanghelidj, von uns beiden, aus vollem Herzen.

J. & Mutter

* * *

Restless-Legs-Syndrom – Salzmangel

Ich habe gerade Ihr Buch *Wasser – die gesunde Lösung* zu Ende gelesen. Alles, was ich sagen kann, ist *danke*! Ich habe 15 bis 20 Jahre lang am Syndrom der unruhigen Beine gelitten und musste mitten in der Nacht aufstehen, um meine Beine zu bewegen. Ich habe meinen Hausarzt und meinen Neurologen aufgesucht, aber keiner konnte mir helfen. Sie haben mir verschiedene Übungen verordnet, ich habe ein TENS-Gerät ausprobiert sowie viele nicht verschreibungspflichtige Medikamente und Chininwasser. Nichts half!

Dann gab mir mein Sohn Ihr Buch und ich las mit großem Interesse auf Seite 151 über besseren Schlaf. Jetzt trinke ich 8 bis 10 Gläser Wasser jeden Tag und bevor ich schlafen gehe, gebe ich eine Prise Salz auf meine Zunge. Ich hatte vorher so gut wie gar kein Salz mehr verwendet, weil der Arzt meines Mannes ihm empfohlen hatte, sich salzarm zu ernähren, und ich ihn dabei begleitet habe. Seit ich Ihr Buch gelesen habe, nehmen wir beide wieder mehr Salz. Ein- bis zweimal im Monat habe ich nervöse Zuckungen in den Beinen, wie ich sie früher zwei- bis dreimal pro Nacht hatte. Ich bin so froh, dass ich Ihr Buch gelesen habe, und ich habe vielen anderen Menschen davon und von meinen wunderbaren Ergebnissen erzählt.

R. B.

* * *

Lyme-Borreliose – Darmhefepilze – niedriger Stoffwechselumsatz

Danke für Ihre Gaben! Ihre Gabe des Wissens ist davon die beste. Jetzt kommen Patienten wieder zu Kontrolluntersuchungen in meine Praxis, denen ich vor einiger Zeit etwas über den Wert des Wassertrinkens vermittelt habe: Es geht ihnen besser! Ich war bereits vorher von *Ihnen* überzeugt, aber es ist gut, die Bestätigung von den Patienten zu bekommen.

Machen Sie auf alle Fälle mit der großartigen Arbeit weiter, die Ihnen Gott gegeben hat. Zu meiner täglichen Arbeit gehören unter anderem chronische Lyme-Borreliose, Darmhefepilze, niedriger Stoffwechselumsatz, bioelektrische Medizin. Ihre Arbeit erleichtert mir meine. Danke.

Dr. med. Ch. L. C.

* * *

Migräne – Sehschwäche

Danke, dass Sie die einfachste und großartigste Wunderkur entdeckt haben, die es jemals gab! Und danke für all Ihre Jahre harter Arbeit! Mit Worten ist das kaum angemessen zu würdigen. Die Migräne, die

35 Jahre lang mein Leben und meinen Geldbeutel belastet hat, ist weg – einfach weg! Davon hätte ich nie zu träumen gewagt.

Ich habe fast mein ganzes Leben eine Brille getragen (zuletzt Bifokalgläser) und brauchte jedes Jahr stärkere Gläser. Als mir meine Brille plötzlich, vor zwei Wochen, seltsam vorkam, dachte ich, ich bräuchte wieder stärkere Gläser, und ging zur Kontrolluntersuchung. Zu meiner Überraschung waren beide Augen besser geworden (oben und unten) und zum ersten Mal in meinem Leben wurden meine Gläser schwächer und meine Sehstärke besser.

Es gab noch viele andere unerwartete Veränderungen. Ich fühle mich insgesamt besser, sehe besser aus, schlafe besser, kann besser denken, usw. Wie stark muss mein Wassermangel gewesen sein – und wie stark muss der Wassermangel bei den meisten Menschen sein! Ich kann es fast allen Leuten ansehen, die ich kenne und denen ich begegne. Deshalb spreche ich ständig über die Wasserkur und auch über Dr. Batmanghelidj und ich hoffe inständig, dass beide bald in der ganzen Welt bekannt sein werden, weil es sich wirklich um die großartigste Wunderkur handelt.

M. A. V.

* * *

Belastung durch elektromagnetische Felder

Wasser – die gesunde Lösung ist mit Abstand das beste Buch, das ich in meinem 75-jährigen Leben gelesen habe. Meine Erfahrung mit neuen Krankheiten wie beispielsweise Karpaltunnelsyndrom, Elektrosensibilität und Leukämie im Kindesalter zeigt einen mehr als zufälligen Zusammenhang mit geringer Wasseraufnahme und Belastung durch elektromagnetische Felder.

In der beiliegenden Kopie der Forschungsarbeit eines schwedischen Wissenschaftlers wird die Hypothese aufgestellt, dass elektromagnetische Felder Zellen schädigten. Meine Erfahrung zeigt, dass die Anfälligkeit für derartige Schäden bei hohem Wasserkonsum geringer ist. Zellen, die sechzigmal pro Sekunde heftig aneinander stoßen, pressen das Wasser möglicherweise aus sich heraus.

Ich habe immer viel Wasser getrunken und mit 75 Jahren bin ich gesund, voller Energie und seit meiner Blinddarmentzündung (mit 15 Jahren) nicht im Krankenhaus gewesen. Meine Frau dagegen, die Wassertrinken immer vermieden hat, ist lethargisch, hat fünf arterielle Bypässe, Herzanfälle, Arthritis, usw. Seit sie den Empfehlungen in Ihrem Buch folgt, habe ich in nur wenigen Wochen bei ihr mehr Energie, bessere kognitive und bessere geistige Fähigkeiten festgestellt.

Nochmals meinen Glückwunsch zu einem hervorragenden Buch.

J. A. F.

* * *

Chronisches Müdigkeitssyndrom

Zunächst möchte ich Ihnen herzlich für die Informationen in Ihrem Buch *Wasser – die gesunde Lösung* danken. Mein Mann und ich erhielten das Buch vor kurzem.

Ich leide seit mindestens sieben Jahren am chronischen Müdigkeitssyndrom. Durch Einhalten diverser Behandlungsmethoden habe ich all diese Jahre trotz meiner Einschränkungen überlebt. Seit ich meine Trinkmenge an Wasser Ihren Empfehlungen entsprechend erhöht habe (seit nur vier Wochen), stelle ich eine deutliche Besserung bei meiner Energie fest sowie weniger oder zeitweise sogar *keine* Schmerzen mehr! Ich bin ja noch ganz am Anfang, aber begeistert von den Ergebnissen und dachte, dass Sie sich freuen würden, davon zu erfahren.

Ich habe mit vielen Freunden und Nachbarn über Ihr Buch gesprochen. Außerdem würde ich gerne ein Exemplar Ihres Buches bestellen und es unmittelbar zu einem guten Freund schicken lassen, der wegen einer Herzerkrankung im Krankenhaus lag und gerade entlassen wurde.

M. F.

* * *

Bluthochdruck

Seit meinem Schreiben vom Mai 1994 und Ihrem anschließenden Anruf war ich sehr beschäftigt. ... Jetzt kann ich Ihnen bestätigen, dass Leitungswasser tatsächlich den Blutdruck senkt. Anfang April 1994 ließ ich jahrelang eingenommene Diuretika und Calciumkanalblocker hinter mir und begann, gemäß Ihren Empfehlungen, über einen Zeitraum von ungefähr drei Monaten täglich mindestens 8 Gläser à 250 Milliliter Leitungswasser zu trinken, manchmal auch mehr. Der vorher mittels Medikamenten eingestellte Blutdruck sank allmählich von durchschnittlich 150–160 systolisch / 95–98 diastolisch auf erstaunliche durchschnittliche 130–135 systolisch / 75–80 diastolisch – ganz ohne Medikamente!

Meine Frau führt diese Messungen zu Hause durch, jedes Mal mit zwei oder drei Werten. Die Akte zeigt mehrere Tiefstwerte von 120 systolisch / 75 diastolisch und einen seltenen Höchstwert von durchschnittlich 140 systolisch / 90 diastolisch. Meistens erhalten wir aber die oben angegebenen Durchschnittswerte.

Zusammen mit meiner Einnahme von Vitaminen und Mineralien hat diese nichtmedikamentöse Behandlungsweise, die sich nur auf Leitungswasser und eine Prise Salz stützt, meinen Organismus entspannt und sie rechtfertigt meine Überzeugung, dass Sie ein wirklich revolutionäres, wunderbares medizinisches Konzept entdeckt haben.

W. F. B.

* * *

Diabetes – Übergewicht

Ich bin an Diabetes Typ 2 erkrankt. Meine Blutzuckerwerte lagen damals bei 560, während der Normalwert ±100 ist. Mein Arzt gefährdete durch zu hohe Dosen Insulin fast mein Leben. Eine neuer Arzt behandelte mich mit zweimal täglich *Glucophage*. Dann entdeckte ich über eine Gruppe in England die „Wasserkur". Ich glaube, Dr. B. sagte, es werde zwei Monate dauern – es dauerte drei. Meine Blutzuckerwerte sind im Normalbereich von 87 bis 115 Nüchternwert. Ich kann nicht glauben, dass ich den Diabetes los bin.

Ich habe immer noch Probleme mit Arterienverschlüssen, die schon vor dem Diabetes aufgetreten waren, aber ich arbeite daran. Ich bin entsetzt, wie viele Menschen an Diabetes leiden und daran sterben, obwohl er sich heilen lässt. Ich trinke mindestens 10 Gläser Wasser pro Tag. Ich bin so froh, dass ich weiterleben und nicht an der Krankheit leiden oder einen Herzanfall oder Schlaganfall erleiden werde.

Diese einfache Kur hat mir das Leben gerettet – ich bin zutiefst dankbar. Auch meine Frau trinkt jetzt Wasser. Sie war fettleibig, nimmt aber ständig ab. Danke für das, was Sie tun.

S.

* * *

Allergien – trockene Haut – Knieschmerzen

Ich habe immer viel getrunken, aber *kein* Wasser, und jetzt weiß ich, dass *Wassertrinken der Schlüssel* ist. Außer Sodbrennen und Problemen mit Allergien, die praktisch verschwunden sind, habe ich auch noch andere Dinge festgestellt. So wurde mir beispielsweise neulich morgens bewusst, dass ich normalerweise zu dieser Zeit jedes Jahr so trockene Haut hatte, dass es schmerzte. Dies vor allem an der Stirn und auf den Handrücken. Normalerweise habe ich mir dann immer etwas von der Hand- und Gesichtscreme meiner Frau geben lassen, um die Feuchtigkeit meiner Haut wieder herzustellen, aber meine Haut war so entsetzlich trocken, dass sogar das Eincremen wehtat.

Wie schon gesagt, erst neulich morgens stellte ich fest, dass dieses Problem diesen Winter nicht aufgetreten ist. Außerdem ist auch der Tragekomfort meiner Kontaktlinsen viel besser geworden. Das fällt mir besonders dann auf, wenn ich sie längere Zeit getragen habe. Ich habe nicht mehr das Gefühl, dass meine Augen müde sind und ich unbedingt die Linsen herausnehmen muss. Auch die Haut meines Gesichts ist in viel besserem Zustand (weniger Pickel, Mitesser). Probleme mit hartem Stuhl gehören ebenfalls der Vergangenheit an. Ach ja, und meine Knie. Ich dachte, das gehöre eben zum Altwerden, wenn ich mit überkreuzten Beinen da saß oder auch nur kurze Zeit auf den unter mir gefalteten Beinen saß, taten meine Knie beim Aufstehen und Strecken der Beine furchtbar weh. Ich konnte sie nur ganz langsam strecken. Wie schon gesagt, ich dachte, das liege am Altern. Aber letzten

Monat stellte ich fest, dass die Beweglichkeit meiner Knie wieder die alte war. Sie lassen sich jetzt so leicht beugen.

Wasser hat in meinem Leben zu einer derart positiven Veränderung geführt, dass ich glaube, dies wird wahrscheinlich für jeden zutreffen, der bisher nicht genug Wasser trinkt.

Es ist wunderbar, diese Veränderungen zu spüren. Deshalb bin ich froh, das, was ich von Dr. Batmanghelidj gelernt habe, anderen Menschen weitergeben zu können. Ich werde Ihnen mitteilen, ob meine Ärzte einen Kommentar zu meinem Brief und zu dem Buch von Dr. Batmanghelidj abgeben, das ich ihnen gegeben habe.

T. L.

* * *

Prostatakrebs

Ich schreibe Ihnen, um Ihnen dafür zu danken, dass Sie mich bei der Heilung von meinem Prostatakrebs begleitet haben.

Im Laufe meiner Flugtauglichkeitsuntersuchung im Juli 1999 ermittelte man bei mir einen PSA-Wert von 4,6. Ich wurde zu einem Urologen überwiesen, der eine Biopsie vornahm. Das Ergebnis, das ich im Oktober erhielt, war positiv. Ich ging in die W.-R.-Klinik, um eine zweite Meinung einzuholen; dort stellte man im Januar 2000 einen PSA-Wert von 5,7 fest und stellte dann die Diagnose: Krebs.

Während meines Weihnachtsurlaubs sprach meine Mutter ständig von Ihrem Buch *Wasser – die gesunde Lösung*, bis ich sie bat, davon aufzuhören, damit ich mich an meinem Weihnachtsurlaub und meinen Enkeln erfreuen könne; ich versprach ihr aber, die Unterlagen, die sie mir gegeben hatte, auf meinem Flug zurück nach Deutschland zu lesen. Während meines Aufenthalts in der W.-R.-Klinik in Washington hatte ich alles über mögliche Heilverfahren und Einrichtungen oder Kliniken herausgefunden, die mit alternativen Behandlungsmethoden arbeiteten, weil sonst jeder, mit dem ich sprach, mir einen chirurgischen Eingriff vorschlug. Man gab mir drei verschiedene Möglichkeiten zur Auswahl: abwarten und weiter beobachten, Strahlentherapie oder Operation (die radikalste Therapieempfehlung).

Während meines Aufenthalts in dieser Klinik fing ich auch an Wasser zu trinken, nachdem ich Ihre Informationen von der Homepage www.watercure.com heruntergeladen hatte. Ich schickte Ihnen eine E-Mail mit Fragen und als ich aus Deutschland zurückkam, fand ich Ihre Antwort und die Aufforderung, Sie in Ihrem Büro anzurufen, was ich dann auch tat. Sie stellten mir viele Fragen und sagten mir, ich solle anfangen, Wasser, Möhrensaft und Orangensaft zu trinken und Salz zu verwenden (was ich seit zwanzig Jahren nicht mehr gemacht hatte), sowie viel Gemüse und Obst essen; die einzige Ernährungseinschränkung, die Sie machten, war: Keine *gebratenen* Lebensmittel! Außerdem sagten Sie mir, ich solle keinen Kaffee, Alkohol und Sprudel mehr trinken. Sie forderten mich auf, regelmäßig morgens und abends eine Stunde spazieren zu gehen. Sie boten mir an Sie anzurufen, wann immer ich Fragen hätte, und als ich Sie nach den Kosten fragte, sagten Sie, dass das alles kostenlos sei. ... Phantastisch!

Von da an rief ich Sie regelmäßig an, zunächst wöchentlich und in jüngerer Zeit etwa einmal im Monat. Ich ließ mein PSA einmal monatlich kontrollieren und seit Februar (der erste Monat nach Beginn der Wasserkur) lagen die Werte innerhalb des Toleranzbereichs. Im März ging ich nach Panama und Vietnam und konnte mich nicht ganz streng an die Empfehlungen halten, aber ich trank meine Tagesmenge an Wasser. Als mein PSA im April untersucht wurde, war es etwas erhöht. Ich nahm die Wasserkur wieder auf und im nächsten Monat war das PSA deutlich niedriger.

Ende Juli / Anfang August war ich in Panama bei einem Familientreffen, wo ich etwas Bier und Kaffee trank, und bei meiner Rückkehr nach Europa war mein PSA-Wert wieder erhöht. Ich war darüber besorgt und rief Sie an, um mit Ihnen darüber zu sprechen. Sie stellten mir sehr genaue Fragen über meinen Alkoholkonsum und ich musste zugeben, dass ich ein bis zwei Bier zum Abendessen trinke. (Ich lebe in Deutschland und dort gibt es wohl die besten Biere der Welt ...) Sie wiesen mich an, keinen Alkohol mehr zu trinken, und ich gehorchte. Außerdem informierten Sie mich darüber, dass ein hoher PSA-Wert auf viel Säure im Organismus hinweise, und rieten mir, große Mengen an Gemüse, vor allem grünes Gemüse, zu essen, um den pH-Wert zu erhöhen. Im nächsten Monat war mein Untersuchungsergebnis 3,3!

Als ich das erste Mal versuchte, Ärzten mein Vorgehen zu erklären, ließen sie mich abblitzen, aber kürzlich sprach ich mit einigen *interessierten* Ärzten. Seit ich mit Ihren Behandlungsempfehlungen begonnen habe, fühle ich mich wirklich besser als vorher. Ich war ganz gut in Form, aber innerhalb von drei Wochen stellte ich fest, dass ich mich viel mehr anstrengen musste, um meinen Puls auf die normalen 150 zu bringen, die ich vorher immer erreichte. Mit *derselben* Anstrengung kam ich jetzt nur auf 130. Als ich Sie dazu befragte, sagten Sie mir, dass mein Herzmuskel vorher wahrscheinlich ausgetrocknet war und dass ich mich nicht mehr so stark anstrengen müsse. Jetzt erreiche ich mit derselben Anstrengung einen Puls von 115 bis 120.

Ich hatte jahrelang beim Spazierengehen oder Laufen Schmerzen in meinen Knien und in einer Hüfte und wenn ich von einem Stuhl aufstand, taten meine Knie beim Gehen weh. Nach etwa drei Monaten Wassertrinken waren diese Schmerzen vollständig verschwunden. Meine ständigen Schmerzen im unteren Rücken sind ebenfalls fort und ich fühle mich großartig. Ich bin 60 und kann ehrlich sagen, dass ich mich wie mit etwa 40 fühle, und ich bin vom Prostatakrebs geheilt!

Ich wuchs auf einer Farm auf, flog Flugzeuge, habe Häuser und Geschäftsgebäude gebaut und war Besitzer einiger Consultingfirmen im Bauwesen, das heißt ich bin ein praktisch denkender Mensch – und das mit dem Wassertrinken klingt für mich sehr einleuchtend. Ich kann persönlich bestätigen, dass Ihre Erkenntnisse und Empfehlungen sich bewähren, und es ist verwunderlich, dass so viele meiner Freunde glauben, das sei zu einfach, um funktionieren zu können. Besonders enttäuschend ist der Mangel an Wissen bei der konventionellen Ärzteschaft, die durch ihre Ausbildung und ihre berufliche Arroganz betriebsblind zu sein scheint, wenn es darum geht, Ihre Informationen anzuerkennen. Vielen Dank, Dr. Batmanghelidj, und ich bete dafür, dass wir Erfolg damit haben werden, denjenigen Leuten unsere praktischen Informationen bekannt zu machen, die Nutzen daraus ziehen können.

Bitte geben Sie diese Mitteilung an jeden weiter, dem sie nutzen kann.

W. J.

* * *

Mandelkrebs

Zunächst möchte ich Ihnen für Ihr Buch danken, ich bin völlig begeistert! Ich kann Ihren Kampf mit der Ärzteschaft gut nachvollziehen, da ich selbst mich gegen Chemotherapie, Strahlentherapie und Operation und für alternative Behandlungsverfahren entschieden habe, und dafür musste ich das erdulden, was ich den Fehdehandschuh der westlichen Medizin nenne – aber das ist eine andere Geschichte.

Einige Hintergrundinformationen: Im April 1997 wurde bei mir ein Plattenepithelkarzinom der linken Mandel festgestellt, das – laut Beurteilung durch die Stanford-Tumorspezialisten – Metastasen in den Nackenlymphknoten gebildet hatte. Mir wurde auf drastischste Weise gesagt, dass ich 15 bis 30 Prozent Überlebenschancen habe, wenn ich mich an ihre Empfehlungen halte. Dies bedeutete eine radikale Nackendissektion mit Entfernung des 11. Hirnnervs, eines Teils des Kiefers und von viel Gewebe aus dem Rachen, anschließend Strahlentherapie und 16 Wochen Chemotherapie. Sollte ich diese empfohlenen Verfahren ablehnen, hätte ich eine Lebenszeit von gerade noch fünf Wochen! Ich bekam keinerlei konkrete Auskunft über die Kosten, aber zögerlich und unverbindlich wurden sie auf rund 350.000 Dollar bis zum Beginn der Chemotherapie geschätzt. (Ich hatte übrigens eine ausgezeichnete Krankenversicherung, die fast zu meinem Todesurteil wurde.)

Nachdem ich mir die Wahlmöglichkeiten sorgfältig angesehen hatte, entschied ich mich gegen Operation, Chemo- und Strahlentherapie. Ich begann mit einer organischen makrobiotischen Diät, entfernte die Giftstoffe in und um mein Haus, fand zu einer gesünderen Lebensführung, verwendete einige Kräuter, Qi Gong und schließlich hyperbare Sauerstofftherapie, die sich als sehr wirksam erwies.

In den letzten viereinhalb Jahren sah es so aus, als ob sich der Krebs in Remission befand, aber dann wurde ich nach einigen Jahren nachlässig mit der Diät. Der Krebs fing wieder an zu wachsen, diesmal mit vier neuen Tumoren. Ich hielt ihn mit derselben Diät monatelang auf, konnte ihn aber nicht zur Remission bringen. Ein Arzt überredete mich, weniger Salz zu verwenden – und innerhalb einiger Monate hatte ich sechs neue Tumore. Bis jetzt hatte ich nie sehr starke Schmerzen oder gar Fehlzeiten am Arbeitsplatz. Vor 20 Tagen kam es dann zu einem massiven Ausbruch. Die Tumore sind eindeutig größer geworden. Möglicherweise greifen sie auf die Halsschlagader und wahrscheinlich die Nervenscheiden der wichtigsten Nerven über. Auf der Mandel hat sich Nekrosegewebe gebildet, dass sich innerhalb von drei Tagen auf der ganzen Mandel ausgebreitet hat. Möglicherweise ging Knochensubstanz im Kiefer verloren und am schlimmsten sind die entsetzlichen, unvergleichlich starken Nervenschmerzen. Die neueste Prognose hieß, dass ich es innerhalb von Tagen vor Schmerzen nicht mehr aushalten könne oder verbluten werde.

Damals las ich gerade Ihr Buch *Wasser – die gesunde Lösung* und hatte das starke Gefühl, dass dieser Krebs auf lange anhaltenden Wassermangel zurückzuführen ist. In der Vergangenheit habe ich sehr wenig Wasser getrunken. Gegen die Schmerzen erhielt ich *OxyContin* und *Percocet*. Ich mag die von den Medikamenten verursachte Benommenheit nicht und entschied mich deshalb, es mit zwei Gläsern Wasser und einer Prise Salz zu versuchen, wie Sie es in Ihrem Buch empfehlen. Erstaunlicherweise ist das Wasser gegen diese Art intensivster Schmerzen viel wirksamer als die Medikamente! In nur zwölf Tagen haben die Tumore angefangen sich zu verändern. Sie scheinen leicht zu schrumpfen oder in jedem Fall weicher zu werden und eine glattere Form zu bekommen. Die Schmerzen haben sehr stark nachgelassen.

Es ist vielleicht zu früh, um das zu sagen, aber das Nekrosegewebe auf der Mandel scheint zu verschwinden. Dank Ihres Buchs habe ich hoffentlich dieses Mal herausgefunden, dass Wasser das fehlende Glied ist. Wäre das nicht ein überzeugender Erfahrungsbericht, wenn ich diesen Krebs mit Hilfe Ihrer Wasserkur heilen könnte? Der Wettlauf hat begonnen.

Bis jetzt habe ich meinen Wasserkonsum nach den Schmerzen gerichtet, wenn ich erst einmal eineinhalb Liter getrunken hatte. Auf diese Weise bin ich auf 3 bis 4 Liter täglich gekommen. Ich bin 52 Jahre alt und bin Kapitän eines Charterschiffs für Tiefseetauchen. Abgesehen von diesem vertrackten Krebs bin ich in ausgezeichneter Form. Danke.

E. C.

* * *

Muskeldystrophie

Anfang November 1994 versagten mir die Beine. Von den Knien bis zu den Oberschenkeln verfärbten sie sich schwarzblau und schmerzten stark. Ich suchte einen Arzt auf, der mir sagte, dass meine Muskelenzyme einen Wert von 660 zeigten, während der Normalwert 90 betrage. Ich suchte dann einen anderen Arzt auf, der mir sagte, dass ich an Muskeldystrophie leide.

Ich habe dann mit Ihnen Kontakt aufgenommen und Sie haben mir gesagt, ich solle anfangen, täglich 2 Liter Wasser zu trinken. Das tat ich und nun fühle ich mich viel besser und alle meine Symptome sind innerhalb von zwei Monaten verschwunden. Außerdem verwende ich zu allen meinen Mahlzeiten großzügig Meersalz.

Ich suchte erneut den Arzt auf, um weitere Blutuntersuchungen vornehmen zu lassen. Die Enzymkonzentrationen in meinen Muskeln waren wieder normal und der Arzt konnte sich nicht vorstellen, wie das möglich war. Bis heute (März 1995) bin ich frei von jeglichen Beschwerden und Symptomen. Ich habe auch mehr Energie und einen Gesundheitszustand wie seit langem nicht mehr.

E. D.

Kommentar: Bis heute, Mai 2003, befindet sich E. D. in Remission ohne ein Rezidiv seiner ursprünglichen Symptome.

* * *

Knochenmarkkrebs

Im November 1988 wurde bei mir Knochenmarkkrebs festgestellt und mir wurde gesagt, dass ich mich im Endstadium der Krankheit befinde. Im Laufe von zwölf Jahren (seit dieser Mitteilung) machte ich keinerlei Chemotherapie.

Die Ärzte verstehen nicht, wie ich so lange mit Krebs im Endstadium überleben kann. (Die meisten Patienten mit dieser Art von Krebs überleben drei bis sechs Jahre.) Sie verstehen nicht, warum meine Knochen jetzt keine Löcher haben.

Im August 2000 wurde ich in die Notaufnahme der P.-Klinik eingeliefert, und zwar mit folgenden Symptomen:

- Bewusstlosigkeit
- Atemversagen
- Fieber 40,5° C
- Pulsfrequenz 222 pro Minute
- Blutdruck 200/130
- Lungenentzündung
- Bakterielle Meningitis (Entzündung des Rückenmarks und der Hirnhäute)
- Blutverdickung
- Nasenbluten
- Multiples Myelom (Knochenkrebs)
- Funktionsuntüchtiges Immunsystem (in Folge es Knochenkrebses)

In derselben Woche wurde im Fernsehen berichtet, dass zwei gesunde junge Männer von 17 und 21 Jahren an Meningitis verstorben seien. Die Ärzte meinten, wenn ich zwei Stunden später ins Krankenhaus eingeliefert worden wäre, wäre ich tot gewesen. Bakterielle Meningitis ist die schlimmste Form von Meningitis, an der man erkranken kann.

Ich verbrachte zehn Tage auf der Intensivstation, bewusstlos und unter künstlicher Beatmung. Die Ärzte glaubten nicht, dass ich überleben würde. Der behandelnde Arzt informierte meine Familie, dass man möglicherweise eine Tracheotomie bei mir vornehmen, mich mit einer Magensonde ernähren und mittels Apparaten am Leben halten müsse. Meiner Familie wurde gesagt, dass ich, falls ich aufwachte, möglicherweise nur noch dahinvegetieren würde. Die Ärzte sagten, dass die meisten Menschen, die so lange bewusstlos und unter künstlicher Beatmung seien, normalerweise hirntot aufwachten.

Dank der Gnade Gottes wachte ich am elften Tag auf, konnte selbstständig atmen und hatte alle meine körperlichen und geistigen Fähigkeiten. Heute, neun Wochen später, bin ich geheilt und bei guter Gesundheit. Ich trinke immer noch 4 Liter Wasser täglich mit einem halben Teelöffel Salz. Dank Ihrer Lehre.

M. J.

* * *

Migräne – Hexenschuss – Allergien – Übergewicht

Danke für Ihr Buch *Wasser – die gesunde Lösung*. Ich habe auch Exemplare davon für meine Kinder gekauft, die alle an Wassermangel leiden. Allerdings sehen sie mich an, als ob ich verrückt wäre – selbst noch nachdem sie gesehen haben, wie viel ihre Mutter abgenommen hat, dass sie von einem Hexenschuss geheilt wurde, der ihr 20 Jahre lang Probleme machte, und von Migräne, unter der sie ebenfalls 20 Jahre lang gelitten hat. Meine Frau leidet auch nicht mehr an Allergien und ich könnte noch viel mehr aufzählen.

Es ist traurig, dass die Menschen glauben, das könne nicht funktionieren, weil es zu einfach und außerdem kostenlos ist. Bei mir wurde eine gutartige Prostatavergrößerung festgestellt und ich leide an Schlafstörungen. Deshalb neige ich dazu, weniger Wasser zu trinken, aber ich weiß jetzt, dass mein Körper Wasser braucht. Danke!

D. P.

* * *

Prostatakrebs

Sie werden sicher zu schätzen wissen, dass es Ken und mir nicht darum ging, eine Krankenakte zu erstellen, als jede erdenkliche Heilungsquelle für Kens Diagnose eines fortgeschrittenen, unheilbaren Prostatakarzinoms zu mobilisieren. Ich habe die Ereignisse so gut ich konnte aus Rechnungen von Lieferanten, Unterlagen der Krankenversicherung, Honorarrechnungen der Ärzte usw. rekonstruiert. Außerdem lege ich eine Kopie der Laborberichte von Blut- und Urinuntersuchungen aus Houston, Texas, bei.

Die PSA-Werte vom 4. und 9. Juli und das Ergebnis der Biopsie vom 9. Juli bestätigten gewiss die Empfehlungen von Dr. S., dass Ken auf jegliche Behandlung verzichten und sich darauf einstellen solle, dass er innerhalb von 18 Monaten an seinem Prostatakarzinom sterben werde. Am 6. Juli bestellte ich Ihre Bücher, Video- und Audiokassetten und erhielt sie ungefähr am 14. Juli. *ConcenTrace* bestellte ich am 13. Juli und erhielt es wahrscheinlich um den 21. Juli herum.

Es besteht jedenfalls kein Zweifel, dass Kens Versuch mit einer größeren Trinkmenge Wasser nach der Blutabnahme für den zweiten PSA-Wert (50,8) begann. Soweit ich mich erinnere, fing Ken damit am Tag nach Erhalt Ihrer Bücher und Videokassetten an. Fünf Tage lang hatte Ken einen derart dunkelbraunen und schlecht riechenden Urin, dass wir uns Sorgen machten. Ich ermutigte ihn mit der laienhaften Bemerkung: „Das sind die Krebszellen, die herausgespült werden." Ken schwitzte sehr stark und mit einem säuerlichen, abstoßenden Geruch. Er brauchte mehrmals täglich frische Bettwäsche und Kleidung (nach einer Dusche). Ken trank täglich zwischen 11 und 13 Gläser (jeweils 250 Milliliter) selbst destilliertes Wasser. Er begann Ihren Empfehlungen entsprechend jeden Tag mit 2 Gläsern Wasser. Am fünften Tag im Laufe des Nachmittags war Kens Urin plötzlich hell, sein Schwitzen ließ nach und der Schweiß roch wieder wie gewöhnlich.

Ich bin nicht mehr sicher, wann Ken damit anfing, unserem selbst destillierten Wasser *ConcenTrace* hinzuzufügen. Ken mochte den Geschmack von 30 Tropfen auf 4 Liter Wasser nicht und nachdem er einige Tage mit der Menge herumprobiert hatte, entschied er sich schließlich für 18 Tropfen auf 4 Liter Wasser.

Seit wir den Destillierapparat vor mehreren Jahren gekauft haben, habe ich Ken gedrängt, das Wasser durch Hinzufügen von Mineralien zu verbessern. 1967 hatte ich einen Zusammenbruch in Folge von Depressionen, der 1970 auf eine stark unausgeglichene Calcium-Magnesium-Bilanz zurückgeführt wurde, da ich Wasser aus einem Wasserentkalker trank. Seit dieser Zeit nehme ich regelmäßig Mineralien als Nahrungsergänzungsmittel. Ken hatte allerdings nichts unternommen, um die Mineralien, die uns in unserem destillierten Wasser verloren gingen, zu ersetzen.

Als das Ergebnis der PSA-Bestimmung von vor der Behandlung zur B.-Klinik in Houston zurückkam, fragte man Ken, wie sein PSA-Wert so drastisch sinken konnte. Ken gab die Frage an mich weiter und es dauerte einige Tage, bis mir klar wurde, dass der einzige Unterschied zwischen dem zweiten und dem dritten PSA-Wert die enorm gesteigerte Wasseraufnahme war. Ken hatte vorher jeden Tag reichlich Kaffee getrunken, aber nur *ein* Glas Wasser, und zwar zum Abendessen.

Es sieht inzwischen so aus, als ob Kens Tumor besiegt sei, und die Krebszellen im Knochengewebe scheinen zurückzugehen. Ken trinkt weiterhin 8 Gläser Wasser täglich.

C. B.

* * *

Depressionen – Allergien – Übergewicht – Energiemangel

Ich halte dieses Programm zwar erst seit ein paar Wochen ein, aber ich fühle mich wie ein neuer Mensch! Ich möchte Ihnen gerne von einigen Ergebnissen, die ich erzielt habe, erzählen, weil die Veränderungen, die mich am stärksten beeindruckt haben und für die ich am dankbarsten bin, nicht eigentlich körperlicher Art sind, sondern seelischer Art, und außerdem gibt es auch einige sehr gute körperliche Ergebnisse: Ich habe abgenommen, meine Allergiesymptome sind weg und meine Energie hat einen beeindruckenden Auftrieb erfahren. Viel dankbarer bin ich aber für (und erstaunter über) die Erlösung von meinem lebenslangen Kampf mit Depressionen und anderen seelischen Problemen.

Ich war an einem Punkt angekommen, an dem meine Nerven geradezu zum Zerreißen gespannt waren. Ich war ziemlich überempfindlich und reagierte auf alles völlig übertrieben. Danach wurde ich depressiv, hasste mich selbst und wollte eigentlich nur sterben. Ich zerstörte meine engsten Beziehungen und dachte oft an Selbstmord. Ich fing an zu glauben, dass ich an einer Geisteskrankheit litt. Ich suchte viele verschiedene Psychiater auf, aber nichts änderte sich wirklich. Ich wurde nach und nach immer unbeständiger, mit drastischen Stimmungsschwankungen, und ich lebte unter einer großen dunklen Wolke.

Als ich aber anfing, Dr. Batmanghelidjs Empfehlungen zu folgen, fühlte ich, wie sich die große dunkle Wolke hob. Es war, als ob endlich die Sonne herauskäme. Ich fühlte mich ruhiger und friedlicher, mehr in mir ruhend und geerdet und einfach glücklicher. Meine Nerven gerieten nicht länger bei jedem kleinsten Zwischenfall außer Kontrolle. Ich fing an, meinen Kopf hoch zu halten und der Welt entgegenzutreten, anstatt mich einer Art von Verfolgungswahn und Platzangst hinzugeben.

Ich weiß nicht, ob andere Menschen mit vergleichbaren Problemen dieselbe Art von Linderung erfahren können, aber wie Sie selbst sagen, wenn man alles andere erfolglos ausprobiert hat, kann es bestimmt nicht schaden, so etwas zu versuchen. Ich kenne viele Menschen, die noch nicht einmal 1 Glas Wasser am Tag trinken. Ich kann mir nicht vorstellen, dass es irgendjemanden gibt, der *keinen* Nutzen aus einer größeren Trinkmenge ziehen könnte.

Außerdem ist ein Glas Wasser kostenlos, während eine Sitzung von 45 Minuten bei meinem letzten Psychiater 65 Dollar gekostet hat! Nochmals vielen Dank!

K. M.

* * *

Knieschmerzen – Arthritis – Depressionen – Osteoporose – Angina pectoris – Refluxkrankheit – Panikattacken – Übergewicht – Asthma

Ich bin 67 Jahre alt, Mutter und Hausfrau. Seit meinem 40. Lebensjahr war ich bei schlechter Gesundheit, auch wenn ich nicht krank und bettlägerig war. Ich hatte eine Knieverletzung und seit mehr als 30 Jahren Arthritisschmerzen. Ich glaube nicht an die Wirkung von Schmerzmitteln. Deshalb ging ich in meinem ganzen Leben so wenig wie möglich zum Arzt.

In den letzten 20 Jahren ernährte ich mich salzarm, weil ich glaubte, dass Salz der Gesundheit schade. Ich litt an Muskelkrämpfen, Refluxkrankheit, ständiger Müdigkeit, Kurzatmigkeit, Osteoporose (laut einer Knochendichtemessung), Angina pectoris, Schmerzen in den Beinen beim Gehen, Migräne, Hitzewallungen, Doppeltsehen, Arthritis, hohem Cholesterin, Depressionen, usw.

Im November 2000 bekam ich eine sehr schwere Depression. Ich wurde mit meinem Alltag nicht mehr fertig, konnte weder essen noch schlafen und hatte starke Selbstmordgedanken. Aus Verzweiflung suchte ich meinen Arzt auf und fing an, Antidepressiva zu nehmen. Ein paar Tage lang schienen sie zu helfen, aber mit der

Zeit verschlimmerte sich mein Zustand. Zusätzlich zu meinen Depressionen bekam ich schreckliche Panikattacken. Mein Arzt meinte, ich müsse wohl für den Rest meines Lebens mit diesen Medikamenten leben, weil ich ein Problem mit mangelndem chemischem Gleichgewicht hätte.

Ich konnte die Erklärung meines Arztes nicht glauben. Nach drei Wochen Versuch mit Antidepressiva stellte ich jede Medikamenteneinnahme ein und ging auch nicht mehr zu meinem Arzt. Ich betete zu Gott um eine Antwort. Drei Tage später, im Mai 2001, sah ich zufällig das Interview von Dr. Lorraine Day im Fernsehen. Sie sprach über ihre Genesung nach Brustkrebs. Einer der wesentlichen Faktoren, die zu ihrer Genesung beigetragen hatten, war das Trinken großer Mengen an Wasser, während sie vorher nicht viel Wasser getrunken hatte.

Da ich selbst auch nie viel Wasser getrunken hatte, wurde mir im selben Moment klar, dass ich das gleiche Problem mit Wassermangel haben könnte. Ich trank immer Fruchtsäfte, Tee, Milch und aß frisches Obst, darunter Wassermelone gegen den Durst. Ich trank sehr wenig reines Wasser. Ich verschaffte mir sofort Ihr Buch und begann, jeden Tag 2 Liter Wasser mit einem halben Teelöffel Salz zu trinken. Ich nahm kein anderes Getränk mehr zum Durststillen. Meine Energiereserven bekamen einen riesigen Auftrieb. Ich merkte auch, dass ich Nahrung nun besser verdaute. Plötzlich fühlte ich mich wieder lebendig. Innerhalb eines halben Jahres verschwanden nach und nach alle anderen Symptome. Ich konnte diese Veränderung kaum glauben.

Mein Cholesterinwert war bei 297 gewesen – im September 2002 betrug er nur noch 179. Ich bin jetzt seit zwei Jahren frei von jeglichen Schmerzen und laufe jeden Tag 10 Kilometer. Ich habe auch meine Ernährungsweise geändert und im Laufe des letzten Jahres 10 Kilo abgenommen (auf jetzt 58). Ich bin 1,55 Meter groß und das ist ein gutes Gewicht für mich. Ich bin glücklich, habe eine sehr positive und dankbare Einstellung und liebe es, meine Erfahrung mit der Wasserkur, einer gesunden Ernährung und Körperbewegung mit anderen Menschen zu teilen. Mein Mann ist 1,75 Meter groß und hat ebenfalls abgenommen (von 82 auf 68 Kilo), und er ist mit 71 Jahren ein „Bild“ von Gesundheit. Wir nehmen beide keine Medikamente, was für Leute in unserem Alter ziemlich ungewöhnlich ist.

Mein zwölfjähriger Enkel litt seit dem Alter von 5 Jahren an starkem Asthma, Allergien und Ohrenschmerzen. Vor zwei Jahren machte ich ihn mit der Wasser-und-Salz-Kur bekannt. Jetzt ist er von all diesen Problemen geheilt. Heute ist er ein sehr gesundes und glückliches Kind. Meine Enkelin, 9 Jahre alt, trinkt ebenfalls Wasser mit etwas Salz und konnte ihrem Asthma schon im Frühstadium vorbeugen.

Ich bin so dankbar für Dr. Batmanghelidjs Entdeckung über die Bedeutung von Wasser und Salz für den Organismus. Als ich sein Buch *Wasser – die gesunde Lösung* las, klang alles so einleuchtend. Ich kann gar nicht genug danken.

M. F.

* * *

Sodbrennen – Depressionen – Kopfschmerzen

Ich möchte Ihnen schreiben, um Ihnen von den positiven Veränderungen meines Gesundheitszustands zu berichten, seit ich Ihr Wassertrinkprogramm befolge. In den letzten zehn Jahren litt ich an chronischem Sodbrennen. Ich habe viele Ärzte aufgesucht, hatte zahlreiche Untersuchungen, ließ mir sogar die Gallenblase entfernen und bekam mehrere Medikamente verschrieben. Alles half nichts. Ich leide auch schon mein ganzes Leben lang an Depressionen, habe viele Behandlungsmethoden und auf den Geisteszustand wirkende Medikamente ausprobiert und war etliche Male im Krankenhaus. Ich habe unglaubliche Mengen an Geld ausgegeben, hatte zahllose Arbeitsausfälle (ich habe meinen ganzen Urlaub für mein Kranksein aufgebraucht) und habe sehr viel Energie in die Auseinandersetzung mit Ärzten und Krankenhäusern investiert, um eine minimale Linderung zu erreichen.

Gegen Ende August 1993 begann ich, in großen Mengen Wasser zu trinken, im Durchschnitt 12 Gläser pro Tag, und stellte fast umgehend eine dramatische Besserung fest. Das Sodbrennen trat immer noch genauso häufig auf, aber dann trank ich Wasser und sieben Minuten später ließ das Sodbrennen nach. Ich hatte gewisse Zweifel, entschied mich aber, keine Medikamente zu nehmen und zu beobachten, was geschah. Nach etwa einer Woche stellte ich fest, dass ich auch nicht depressiv geworden war. Das schien mir umso erstaunlicher, wenn ich an all die Ratschläge dachte, die ich bei meinen Arztbesuchen bekommen hatte. Nach einigen Tagen stellte ich fest, dass auch meine Kopfschmerzen nicht mehr so auftraten wie üblich. Ich hatte gewöhnlich jeden Tag leichte Kopfschmerzen gehabt.

Außerdem merkte ich, dass meine Haut viel reiner wurde, dass ich mehr Energie hatte und mich insgesamt einfach besser fühlte. Es gibt einige Stress-Situationen in meinem Leben, aber ich werde damit fertig. Und ich nehme weder Medikamente gegen Sodbrennen noch Antidepressiva. Das Sodbrennen tritt jetzt auch seltener auf. Die einzige Veränderung, die ich vorgenommen habe, ist, dass ich viel Wasser trinke.

Ich fühle mich wie ein ganz anderer Mensch, habe mein Leben besser im Griff. Das ist jetzt seit zwei Monaten so und ich bin schon längst nicht mehr skeptisch. Ich bin von Ihrer Behandlung überzeugt und möchte Ihnen dafür danken. Ich sage meinen Freunden und Kollegen jetzt, dass sie sie mindestens einmal ausprobieren sollten, und bekomme gute Rückmeldungen. Im September 1993 hatte ich einen Nachsorgetermin bei meiner Gastroenterologin. Ich sagte ihr, dass ich mich viel besser fühle, und gab ihr eine Kopie Ihres Artikels. Sie war sprachlos.

Was ich durchmachen musste, ist eine Schande und beleidigt meinen Verstand. Vielen Dank, dass Sie mich aufgeklärt haben, auf welche Weise ich mich besser fühlen kann, ohne all diese Frustrationen, Schmerzen und Nebenwirkungen, die ich erfahren musste.

S. M.

* * *

Depressionen – Taubheitsgefühl und Kribbeln

Ich schreibe Ihnen, weil ich kürzlich ein Exemplar Ihres Buchs *Wasser – die gesunde Lösung* gekauft habe. Es ist ohne Zweifel eines der besten Bücher, die ich jemals gelesen habe. Ich spüre, dass das Buch von Ihrem leidenschaftlichen Engagement für diese Thematik geprägt ist. Die Informationen in dem Buch haben mir persönlich geholfen, sie gaben mir Unterstützung bei einem Bericht über Lebensmittelzusatzstoffe, den ich gerade für eine Zeitschrift geschrieben habe, und ich bin sicher, dass sie mir auch dienen werden, wenn ich meine ganzheitliche

Gesundheitspraxis wieder aufnehmen werde, die derzeit ruht, während ich meine Kinder alleine erziehe.

Vor ungefähr sechs Jahren hatte ich innerhalb von zwei Monaten zwei traumatisierende Erlebnisse, in deren Folge ich an einer Reihe von Symptomen litt, darunter allmorgendliches Taubheitsgefühl und Kribbeln in den Armen und Händen, immer wiederkehrende Depressionen und Heißhunger auf Kohlenhydrate und Süßigkeiten. Durch eine sehr sorgfältige Ernährung konnte ich diese Symptome einigermaßen unter Kontrolle halten.

Nachdem ich Ihr Buch gelesen hatte, beschloss ich, täglich mindestens 3 Liter Wasser zu trinken; dafür habe ich tagsüber immer eine Flasche auf dem Boden neben meinem Schreibtisch stehen und nachts eine Flasche neben meinem Bett. Seitdem haben sich meine Symptome auf dramatische Weise gebessert. Meine Depressionen sind weniger häufig und weniger stark, die Probleme mit meinen Armen sind weniger ausgeprägt, ich habe deutlich mehr Energie und ich konnte meine Motivation im Hinblick auf meine Ernährungsweise aufrechterhalten. Ich habe zwar im Zusammenhang mit meinen Problemen nie zugenommen, aber oft war mein Körper ziemlich schlaff und ohne Muskeltonus. Ich habe festgestellt, dass meine Symptome wieder auftreten oder die Besserung weniger ausgeprägt ist, wenn ich einmal einen Tag lang vergesse, die erforderliche Menge an Wasser zu trinken. Deshalb gebe ich mir Mühe, die Gewohnheit beizubehalten.

Beim Schreiben meines Berichts waren mir Ihre Ausführungen zu *Aspartam* sehr hilfreich. Es ist mir als Ernährungswissenschaftlerin klar, dass *Aspartam* und Lebensmittelzusatzstoffe die Gesundheit gefährden und dass sich deren Genehmigung auf stark umstrittene Studien stützt. Demzufolge, was ich darüber gelesen habe, spielen *Aspartam* und *Mononatriumglutamat* tatsächlich eine Rolle bei vielen neurologischen Symptomen und Verhaltensauffälligkeiten. Ganz besonders schätze ich Ihr Buch deshalb, weil Ihre Therapie die Selbstheilungskräfte des menschlichen Körpers nicht unterdrückt, sondern unterstützt.

D. R. H.

* * *

Migräne – Depressionen – Asthma – Gelenkschmerzen – chronisches Müdigkeitssyndrom – Entzündung der Nasennebenhöhlen – Glutenunverträglichkeit

Ich habe gerade Ihr Buch *Wasser – die gesunde Lösung* kennen gelernt. Es hat mich sehr beeindruckt – so als ob ich blind gewesen wäre und nach einem leichten Schlag vor die Stirn jetzt sehen könnte!

Ich bin 39 Jahre alt und habe den größten Teil meines Lebens gegen Symptome von Wassermangel gekämpft – Migräne, Gelenkschmerzen, Wachstumsschmerzen, Entzündung der Nasennebenhöhlen, leichtes Asthma, immer wiederkehrende Lungenentzündung, chronisches Müdigkeitssyndrom, Depressionen, mysteriöse Allergien (die kürzlich als Glutenunverträglichkeit diagnostiziert wurden), Schilddrüsenunterfunktion. Von den Ärzten wurde ich als Hypochonder behandelt, als Kind bekam ich *Valium*, mir wurde gesagt, ich müsse mit meiner Nasennebenhöhlenentzündung leben, ich solle keine Weizenprodukte essen und ich müsse mich mit meiner Migräne abfinden. Nachdem sämtliche Behandlungsmethoden versagt hatten, wurde ich von meiner Familie kritisiert, weil ich mich nicht von meinen Depressionen und meiner Lethargie „losreißen" könne. Trotzdem ließ mich irgendetwas in mir weiter nach dem mysteriösen Grund für alle diese Symptome suchen, von denen ich überzeugt war, dass sie nicht normal seien, sondern Hinweise auf Leiden, und dass man sie deshalb nicht einfach ignorieren und damit leben könne. *Sie*, Dr. Batmanghelidj, haben mir das fehlende Teil zu diesem Puzzle gegeben.

Durch streng glutenarme Ernährung habe ich mit großer Mühe meine Nasennebenhöhlen frei gehalten (frei von Infektionen). Nach zwei Tagen erhöhter Wasser- und Salzaufnahme waren meine Nasennebenhöhlen zu 100 Prozent frei (ein tolles Gefühl), ich konnte besser atmen (ich hatte gar nicht gemerkt, wie chronisch eingeschränkt meine Atmung war), ich habe allgemein viel mehr Energie und mein Kopf ist auch klarer. Nun sind sechs Tage mit mehr Wassertrinken vorbei und ich fühle mich ausgezeichnet! Und hier ist das Entscheidende – ich habe in den letzten Tagen Weizenprodukte gegessen. Meine Glutenunverträglichkeit ist also wohl durch die erhöhte Wasser- und Salzaufnahme verschwunden! Ich bin so erstaunt und begeistert, dass ich meiner Heilpraktikerin geschrieben und von Ihrem Buch und meiner Erfahrung erzählt habe – sie hat viele Patienten mit derselben Diagnose.

Auch meinem Mann und meinen Kindern nützt die größere Menge an Wasser und Salz. Vor allem meinem jüngsten Sohn (6 Jahre alt) geht es viel besser. Ich habe überall nach der Ursache für chronische Müdigkeit, Anämie, Nasennebenhöhlenentzündungen, Lungenentzündungen und Ohrenentzündungen gesucht, an denen er schon sein ganzes Leben leidet. Sein Arzt sagte mir ständig: „Er ist eben ein krankes Kind, also akzeptieren Sie das ein für alle Mal und schauen Sie nach vorne."

Mein Mann leidet an chronischem Bluthochdruck und bekommt seit kurzem ein Diuretikum, das aber den Blutdruck nicht gesenkt hat; deshalb verschrieb sein Arzt ihm die doppelte Dosis – ohne Erfolg. Er hat auch versucht, mit Hilfe von „Diätprodukten" abzunehmen. Jetzt nimmt er Wasser und Salz und hat eine viel bessere Gesichtsfarbe. Seine Augen sind nicht mehr blutunterlaufen. Er trinkt keine Diätgetränke mehr.

Wir haben erst sechs Tage hinter uns und noch einen langen Weg vor uns, aber ich bin erstaunt, welche Ergebnisse ich bei mir und bei meiner Familie bereits feststellen konnte. Ich dachte schon, man würde mir ein schreckliches Etikett anhängen, wie beispielsweise Lupus oder chronisches Müdigkeitssyndrom. Stattdessen habe ich endlich den Weg zur Gesundheit gefunden. Seltsam, wie das Leben so spielt – ich hatte um Führung gebeten, um den Weg zur Gesundheit zu finden, und ging in eine Buchhandlung, um mir ein Buch über Lupus zu besorgen. Da ich kein entsprechendes Buch fand, wollte ich gerade wieder gehen, als mein Blick auf *Ihr* Buch fiel ...

Ich bin von den enormen Auswirkungen und Folgen Ihrer Informationen so begeistert, dass ich allen meinen Freunden und Verwandten darüber berichte.

Ich bin staatlich geprüfte Masseurin und Physiotherapeutin und ich habe daher Klienten, bei denen ich verschiedene Entspannungstechniken und medizinische Massagen anwende. Ihre Informationen werden großen Raum in meiner Arbeit bekommen. Ganz besonders hat mich Ihr Kapitel über Stress und Wassermangel interessiert. Da ein wichtiger Teil meiner Arbeit darin besteht, die Leute von ihrem Stress zu befreien, ist es nun das Nächstliegende für mich, sie auf *Ihre* Empfehlungen hinzuweisen. Ich habe auch Kontakt mit der Schule aufgenommen, in der ich ausgebildet wurde, weil ich glaube, dass uns Ihre

Informationen in unserer Ausbildung sehr nützlich hätten sein können. Ich dränge darauf, dass die Schule wenigstens Ihr Buch in die Liste der empfohlenen Literatur aufnimmt.

Meine Schwester ist Physiotherapeutin in Südafrika und ich habe auch sie auf Ihre Informationen aufmerksam gemacht. Sie erzählt mir von vielen Südafrikanern, die spüren, dass sie mehr Energie haben, wenn sie Salztabletten nehmen, dass Salztabletten aber derzeit auf Grund der Tendenz zu salzarmer Ernährung schwierig zu bekommen sind.

Ihre Ausführungen sind so einleuchtend und gleichzeitig so hervorragend. Ich bete dafür, dass Sie weiterhin genug Kraft und Mut haben, um der ganzen Menschheit diese Erkenntnisse zu vermitteln.

D. S.

* * *

Depressionen – Selbstmordgedanken

Zum ersten Mal hörte ich von Ihrem Buch *Wasser – die gesunde Lösung* im August 1995. Ich werde ewig dankbar sein für Ihre jahrelange Forschung über die Bedeutung des Wassers für die Körperfunktionen. Das Kapitel über Depressionen war die Lösung für einen mehr als zehnjährigen Kampf in meinem Leben.

Ihre einfache Formel von mindestens 2 Liter Wasser (250 ml = 8 Gläser) mit einem halben Teelöffel Salz in einem Zeitraum von 24 Stunden war die Antwort auf meine Depressionen. Ich sorge dafür, dass ich innerhalb desselben Zeitraums von 24 Stunden mindestens einen halben Teelöffel Salz (Natriumchlorid) mit der Nahrung zu mir nehme.

Ich bin 68 Jahre alt und Diplomchemiker im Ruhestand. Zwischen 1985 und 1995 habe ich ständig gegen die Symptome von Depression gekämpft. 1984 starb meine Frau, sie war Krankenschwester. 1985 musste ich nach 33 Jahren Arbeit bei einer großen Ölfirma in Frührente gehen. Diejenigen, denen die Rolle großen Stresses bei der Entstehung von Austrocknung vertraut ist, werden mein Problem verstehen. Außerdem hatte ich mich davon überzeugen lassen, dass eine salzarme Ernährung der Schlüssel zu guter Gesundheit sei. Damit waren also sämtliche Faktoren in meinem Organismus vereint, die den Symptomen von Depression den Weg bereiten.

Heute weiß ich, dass die meisten Antidepressiva auch Diuretika sind. Seit ich mit Antidepressiva behandelt wurde, litt ich immer an extremer Mundtrockenheit. Auf Grund des zusätzlichen Bedarfs des Organismus an Wasser kommt es zu Angstsymptomen. Wenn dann auch noch ein angstlösendes Medikament verschrieben wird, befindet sich der Patient auf einer Art „chemischen Wippe“, auf der er versucht, das Gleichgewicht für ein normales Leben zu halten. Außerdem steht in einem Praxisleitfaden für Ärzte auf der Liste der Indikationen für die oben genannten Medikamente noch das schöne Wort „Selbstmordgedanken“. Während ich unter Antidepressiva und Anxiolytika stand, hatte ich mit einem immer wieder aufkommenden Todeswunsch zu kämpfen. Allerdings hatte ich nie den Mut, zur Tat zu schreiten. Die Lösung, die mir endlich geholfen hat: Wasser und Salz – so einfach.

Zusammenfassend kann ich sagen, dass ich seit mehr als einem Jahr keinerlei Medikamente mehr brauche. Im Dezember 1995 bestand ich eine Untersuchung für den privaten Flugschein ohne Einschränkungen. Außerdem ergab meine jährliche Augenuntersuchung, dass mein Gesichtsfeld im Vergleich zu den Ergebnissen vom letzten Jahr besser geworden ist. Ich glaube, die Zellen in den Augen haben jetzt mehr Wasser, so dass ich jetzt ohne Brille lesen kann.

Ich wünsche Ihnen, dass der Wert Ihrer Forschung und Ihres Therapieansatzes in immer weiteren Kreisen bekannt und verstanden wird.

C. D

Kommentar: C. D. geht es weiterhin gut und er kommt mit den Widrigkeiten des Lebens zurecht. Er verlor zwar seine Arbeit, überstand dies aber ohne gesundheitliche Auswirkungen. Er hält jetzt Vorträge in Altenheimen.

* * *

Depressionen – Selbstmordgedanken

Ich danke Ihnen und ich danke dem Schöpfer, dass es Sie gibt! Ihr Buch *Wasser – die gesunde Lösung* hat einen riesigen Wandel in meinem Leben ausgelöst.

Ich litt mehr als 22 Jahre lang an Depressionen. Meine Reise durch die „Geisterbahn“ der konventionellen Medizin begann bei einem Psychologen, der mich mit Hypnose behandelte. Ein anderer versuchte, „es“ durch Gespräche zu heilen. Mein Psychiater behandelte mich mit einer Reihe Medikamente, darunter *Pamelor, Lithium, Prozac, Paxil, Neurontin, Depakot, Wellbutrin* und *Effexor*. Keines dieser Medikamente wirkte so gut wie Ihr Wasserrezept. Ich nehme jetzt seit mehreren Monaten keine Medikamente mehr und die „Nebenwirkungen“ sind wunderbar: Ich habe deutlich mehr Energie, einen erholsamen Schlaf (frei von Albträumen), einen klaren, nicht von Medikamenten vernebelten Kopf, weichere Haut und Haare und spürbar geringeren Appetit. Noch viel wichtiger ist mein Lebenswille. Die Medikamente hinderten mich gerade noch am Selbstmord, und das nicht einmal sehr gut. Einmal ging ich freiwillig für vier Tage ins Krankenhaus, weil Selbstmord einfach zu verlockend schien.

Ich habe nach Möglichkeit jedem von Ihrem Wasserrezept erzählt und werde das auch weiterhin tun, damit möglichst keine Zeit mit unnötigen körperlichen oder geistigen Leiden vergeht, damit nicht noch mehr Geld für Medikamente verschwendet wird und damit kein einziger Mensch mehr wegen Unkenntnis sein Leben verliert.

C. M. K.

Kommentar: Lithium, das bei einigen seelischen Problemen eingesetzt wird, wirkt wie Salzersatz. Allerdings hat es nicht bei allen chemischen Reaktionen dieselbe Wirkung wie Salz.

* * *

Depressionen

Ich möchte über Erfahrungen berichten, die ich machte, *bevor* ich Ihr Buch las, und darüber, welche Auswirkungen die größere Trinkmenge bei mir hatte. Ich habe keine mir bekannte körperliche Erkrankung, sondern erfreue mich einer guten Gesundheit. Allerdings habe ich seit dem Erwachsenenalter mit depressiven Zuständen zu kämpfen gehabt. Diese Zustände sind nicht vorhersehbar und ich habe kaum wirksame Mittel dagegen gefunden, außer Durchhalten und Abwarten. Ich will meine Depressionen nicht beschreiben, sondern nur sagen, dass sie mich oft fast meine ganze Kraft gekostet haben. Ich habe zahlreiche Behandlungsarten ausprobiert, sowohl in Form von Unterstützungsmaßnahmen als auch in Form von Unterlassungen. Zu den unterstützenden Maßnahmen zählten Akupunktur, Homöopathie, chinesische Heilkräuter, westliche Heilkräuter, Chiropraktik, Klang- und Farbtherapie, chemische Medikamente, Vitamine, Aromatherapie, Lichttherapie, Reinigungseinläufe, Ozon- und Sauerstofftherapie, Meditation, Einzel- und Gruppenpsychotherapie, makrobiotische Ernährung und mehr Körperbewegung. Zu den Unterlassungen gehörten das Entfernen von Amalgamfüllungen sowie das Weglassen von Koffein, Fleisch, Zucker, Alkohol und Medikamenten – in einigen Lebensphasen sogar das Fasten. Im Hinblick auf die Wirkung aller dieser Versuche muss ich sagen, dass nur mehr Aufenthalt in der Sonne und die Einnahme von Antidepressiva spürbare Auswirkungen auf meine Depressionen hatten. Ich nehme aber wegen der unannehmbaren Nebenwirkungen und der Angst vor Abhängigkeit bei langfristigem Gebrauch keine Antidepressiva mehr.

Ich habe *Wasser – die gesunde Lösung* vor ungefähr drei Monaten gelesen und vor zwei Monaten habe ich angefangen, täglich mindestens 8 Gläser Wasser zu trinken. Nach dieser Zeit kann ich sagen, dass sich meine Stimmung deutlich gebessert hat und keine depressiven Zustände aufgetreten sind. Dies ist eine allgemeine Feststellung. Es gibt noch Zeiten, da ich mich niedergeschlagen fühle, aber insgesamt fühle ich mich viel besser. Ich habe viel Humor und meine Gedanken sind viel optimistischer. Ich habe festgestellt, dass sogar ein einziger Tag ohne ausreichend Wasser eine deutlich negative Auswirkung hat.

J. W.

* * *

Hexenschuss – Schmerzen – Depressionen

Neulich im Juni fuhr uns jemand hinten in den Wagen, J. und ich wurden beide verletzt. Als ich mich zur Seite drehte, um den herankommenden Verkehr zu beobachten, bekam ich einen Hexenschuss in der Hüfte. Ich habe es nicht sofort gespürt, aber drei Tage später hatte ich das Gefühl, ich wäre geschlagen worden! Ich suchte einen Chiropraktiker, einen Krankengymnast und einen Akupunkteur auf und ihre Behandlungen linderten meine Schmerzen vorübergehend. Interessanterweise sagten mir alle, ich solle Wasser trinken, aber ich stellte keine Verbindung zwischen Schmerzen und Wassermangel her!

Ich habe noch nie so viel Arnika eingenommen und ich nahm sogar *Advil*; an manchen Tagen versuchte ich es mit abwechselnden Eis- und Wärmepackungen und mit einem Stützgurt. Ergebnis: tiefe Niedergeschlagenheit. Wie soll es weitergehen? Dann stand vor zehn Tagen ein Artikel über Dr. B.s Arbeit in der Lokalzeitung, den ein ortsansässiger Krankengymnast geschrieben hatte und in dem es um den Zusammenhang zwischen Schmerzen und Wassermangel ging. Ich dachte, dass ich ja nichts zu verlieren hätte ...

Am nächsten Morgen trank ich sofort nach dem Aufstehen 1 Liter Wasser und machte tagsüber weiter, bis ich etwa 2,5 Liter getrunken hatte. Nach etwa drei Tagen ließen die Schmerzen nach. Ich bekam die ganze Zeit über Behandlungen, die etwas halfen, aber da waren ständig diese Schmerzen. Nach fünf Tagen Wassertrinken war ich einen ganzen Tag lang fast schmerzfrei! Am sechsten Tag war ich dann ganz schmerzfrei und so ist es seitdem geblieben. Es war eindeutig das Wasser – und außerdem habe ich ein paar Kilo abgenommen, ohne etwas in puncto Körperbewegung oder Ernährung geändert zu haben. Und ich habe wieder Energie. Ich bin weniger niedergeschlagen und habe mein energiegeladenes, liebevolles Selbst wiedergefunden. Und natürlich drängt es mich, anderen Menschen davon zu berichten.

J.

* * *

Sodbrennen – Asthma – Depressionen – Allergien

Bevor ich Ihr Buch *Wasser – die gesunde Lösung* las, litt ich an folgenden Problemen:

- Sodbrennen / Hiatushernie
- Asthma
- Verschiedene Allergien
- Gedächtnisschwund
- Arthritis
- Depressionen

Ich ging nur selten ohne eine Packung säurehemmender Tabletten aus, die ich nach jeder Mahlzeit nahm. Mehrmals wöchentlich hatte ich Asthmaanfälle, normalerweise bei Stress und kaltem Wetter.

Ich begann an Gedächtnisschwund zu leiden. Nachdem ich mehr als 30 Jahre lang unterrichtet hatte, machte es mich wütend, frustriert und deprimiert, wenn ich mich nicht unmittelbar an Informationen oder Namen oder daran erinnern konnte, wo ich meine Brille gelassen hatte, usw.

Die Arthritis verursachte mir das ganze Jahr über Beschwerden und Schmerzen unterschiedlicher Intensität. *Prozac* wirkte gut, trocknete mich aber auch aus und machte mich schläfrig.

Sobald ich Ihr bemerkenswertes Buch gelesen hatte, begann ich mit dem täglichen Wasserprogramm und war über die innerhalb weniger Tage erzielten Ergebnisse sehr erstaunt. Ich hatte kein Sodbrennen mehr und habe seitdem keine säurehemmenden Tabletten genommen – vielleicht brauche ich sie ja nie wieder?!

Auch die Asthmaanfälle sind verschwunden. Mein Gedächtnis wird eindeutig besser – auf sehr deutliche Weise! Außerdem hatte ich keinerlei Beschwerden und Schmerzen durch meine Arthritis. Und von *Prozac* mache ich gerade Urlaub.

Ich habe selten reines Wasser getrunken. Ich trank etwa 8 Tassen Tee pro Tag, keine anderen alkoholfreien Getränke und so gut wie keinen Alkohol. Jetzt trinke ich sehr wenig Tee. Auf einmal 8 Gläser Wasser am Tag zu trinken, das war also eine gehörige Veränderung meiner Flüssigkeitsaufnahme, aber ich fühle mich großartig. Ich spüre, dass ich mehr Tonus habe und, auch wenn das erstaunlich ist, frei von den Problemen bin, die mich geplagt haben.

Ich bin zutiefst dankbar für Ihr Buch, Ihre Beobachtungen, Ihre Einsichten, Ihr Lernen und Ihre Großzügigkeit, mit der Sie sich die Zeit für ein Gespräch mit mir genommen haben, und für das Geschenk eines unglaublich gesteigerten Wohlbefindens. Ich erzähle allen meinen Bekannten von Ihrem Buch.

C. S.

* * *

Peptisches Geschwür – Asthma

Seit ich einen Bericht über Ihre Arbeit gelesen habe, habe ich versucht, täglich 6 bis 8 Gläser Wasser zu trinken, und ich kann mit Freude über bemerkenswerte Ergebnisse berichten.

Mein peptisches Geschwür, an dem ich jahrelang gelitten habe, befindet sich in Remission. Ich habe auch jahrelang *Antazida* genommen und brauche sie jetzt nicht mehr regelmäßig – nehme nur gelegentlich einmal eine Tablette. Ich nehme kein *Tagamet* und ähnliche Medikamente mehr. Ich habe jahrelang gewohnheitsmäßig Coca-Cola getrunken (war davon abhängig). Ich bin froh sagen zu können, dass das Verlangen danach sofort aufgehört hat, nachdem ich mit dem Wasserprogramm begonnen habe. Auch mein Asthma hat deutlich nachgelassen. Ich bin über all die Fortschritte, die ich einfach nur mit Wassertrinken gemacht habe, hoch erfreut.

Ich bin 65 Jahre alt und kürzlich in Rente gegangen. Ich fühle mich sehr gut und beabsichtige, weiter die empfohlenen Wassermengen zu trinken. Ich bin sicher, dass mir Wasser in der Menge, die ich jetzt zu mir nehme, noch in vielen anderen Punkten nützt. Natürlich wusste ich schon seit Jahren, dass ich mehr Wasser trinken sollte, aber es erschien mir zu lästig und ich war nicht genug motiviert, bis ich Ihren Bericht erhalten habe.

Es scheint mir fast nicht genug zu sein, einfach danke zu sagen. Aber seien Sie sicher, dass ich für diese Erkenntnis sehr, sehr dankbar bin.

G. W.

* * *

Peptisches Geschwür

Vor mehr als drei Jahren habe ich Ihnen versprochen, Ihnen zu schreiben und zu berichten, wie mir Wassertrinken bei meinem Geschwür geholfen hat. Großartig! Großartig! Ich bin wirklich überzeugt, dass Sie mir das Leben gerettet haben. Ich war viermal wegen Geschwüren im Krankenhaus, die letzten drei Male davon wegen Blutungen. Dann las ich Ihr Buch und sprach zweimal am Telefon mit Ihnen. Sie versicherten mir, dass es helfen würde, und das tat es auch. In den dreieinhalb Jahren, die seitdem vergangen sind, hatte ich keinerlei Probleme mehr mit meinem (40 Jahre alten) Geschwür. In meinem Naturkostladen habe ich mehr als 200 Exemplare Ihres Buchs *Wasser – die gesunde Lösung* verkauft. Ich würde Sie gerne einmal persönlich kennen lernen. Vielleicht gibt es irgendwann einmal etwas, was ich für Sie tun kann.

C. R.

* * *

Peptisches Geschwür – Refluxkrankheit

Seit meinem 18. Lebensjahr litt ich an Magen- und Verdauungsproblemen. Anfangs schickte mich mein Arzt zu einer Ultraschalluntersuchung meines Magens und meiner Gallenblase. Sie fanden zwei Geschwüre. Deshalb bekam ich *Zantacs* und mir wurde gesagt, die Geschwüre würden innerhalb von sechs Wochen abheilen. In den darauf folgenden sechs Jahren hatte ich starke Magenschmerzen und Sodbrennen und ich brachte mich oft selbst zum Erbrechen, nur damit das Brennen aufhörte. Mit 25 konnte ich nur noch Babynahrung und Eiscreme essen. Bei jedem Versuch, etwas zu essen, hatte ich das Gefühl, dass mir etwas in der Kehle stecken bliebe. Ich ging in die Notaufnahme, wo sie nichts anderes machten als Blutuntersuchungen, die mich alles in allem 400 Dollar kosteten.

Als Nächstes suchte ich meinen Arzt auf, der mir sagte, dass es meine Nerven seien, und mich mit *Zantacs* und *BuSpar* zum besseren Entspannen nach Hause schickte. Mittlerweile löste die Unfähigkeit zu essen Panikattacken aus und von den Tabletten wirkte natürlich keine. Deshalb beschloss ich, zu einem HNO-Arzt zu gehen, der dann meine Kehle bis zu den Stimmbändern endoskopisch untersuchte, nichts fand und mich mit Nasensprays und Tabletten und der Überzeugung, dass es sich um Allergien handeln müsste, nach Hause schickte. Jetzt waren meine Nerven so angespannt, dass ich zu einem Freund ging, der Chiropraktiker ist, um mir Nacken und Schultern behandeln zu lassen. Meine Muskeln waren völlig verspannt und ich hatte Knoten in den seitlichen Nackenmuskeln, die so starke Krämpfe verursachten, dass ich mich wie gewürgt fühlte.

Mit diesem Stressniveau und den regelmäßigen Behandlungen fühlte ich mich besser, hatte aber immer noch Sodbrennen und abends war meine Kehle so trocken, dass ich davon ganz heiser war. Ich konnte meinen Töchtern noch nicht einmal vorlesen. Ich sprach mit meinem Arzt über diese Probleme und er schlug eine Untersuchung des oberen Magen-Darm-Traktes vor, um abzuklären, ob ich eine Hiatushernie hätte. Noch einmal 200 Dollar – und alles, was dabei herauskam, war, dass ich eine Refluxkrankheit hatte, die auf Stress zurückgeführt wurde. Mein erster Gedanke war: „Jetzt geht das alles wieder von vorne los, noch mehr Untersuchungen, mehr Geld und keine Linderung."

Ich erklärte das meinem Chiropraktiker, der meinte, wir sollten einige Blutuntersuchungen machen und meine Schilddrüse überprüfen. Noch einmal 200 Dollar für Blutuntersuchungen, deren Ergebnisse zeigten, dass mein Calcium hoch und sonst alles normal war – mit Ausnahme meiner roten Blutkörperchen, deren Wert hoch war. Der Chiropraktiker meinte, dass es nicht schlecht aussehe, dass ich nur mehr Flüssigkeit trinken müsse. Als mein Mann mit Bob Butts über meine Beschwerden sprach, gab der ihm ein paar Kassetten und Unterlagen über das Wassertrinken – „die natürliche Kur" –, damit ich es ausprobieren könne. Um ehrlich zu sein: Ich glaubte nicht, dass mir Wasser dabei helfen könnte, ohne dieses Völlegefühl im Hals essen zu können, aber ich kann Ihnen sagen, es hat *geholfen*! Ich trinke täglich ungefähr 2 Liter Wasser, keinen Sprudel, keinen Tee, keinen Kaffee, und neuerdings kann ich richtige Lebensmittel zu mir nehmen, sogar Gurken, die ich immer mochte, aber wegen des Brennens und anschließenden Sodbrennens nicht essen konnte. Seitdem hatte ich keine Mundtrockenheit, keine Halsschmerzen und kaum Sodbrennen.

Nach 30 Tagen mit dem Wasserprogramm fühle ich mich heute besser als seit Jahren. Ich esse richtig, trinke mein Wasser, sorge für weniger Stress und freue mich auf ein gesundes Leben ohne Verdauungsbeschwerden.

M. G.

* * *

Asthma

Ich habe großartige Neuigkeiten für Sie: Nach 30 Jahren Asthma glaube ich, dass ich geheilt bin – ich mache keine Witze, ich meine wirklich: geheilt!

Als ich einmal im Internet surfte, fand ich die Webadressen www.watercure.com und www.watercure2.com. Dort hieß es, dass sich Asthma durch die Aufnahme von Wasser und Salz heilen lasse. Ich war skeptisch, hatte aber keine andere Hoffnung mehr, nachdem ich fast mein ganzes Leben an dieser Kräfte zehrenden Krankheit gelitten hatte. Mein Giemen war so schlimm, dass ich entweder diese Methode ausprobieren konnte oder – wieder einmal – in die Notaufnahme gehen musste.

Innerhalb von zwei Tagen verschwanden meine Symptome. Seit acht Tagen habe ich jetzt kein Asthma gehabt. Ich musste mein Dosieraerosol in dieser Zeit kein einziges Mal benutzen – und das ist fast ein Wunder!

Ich bin überzeugt, dass Sie es mit Ihren Produkten gut meinen [Dieser Brief war ursprünglich nicht an Dr. Batmanghelidj selbst gerichtet. Anmerkung des Verlags], und bin sicher, dass sie helfen ..., aber als Langzeit-Asthmatiker *flehe* ich Sie an: Wenn Ihnen das Leid Ihrer Kunden wirklich nahe geht, verweisen Sie sie an die oben genannten Webadressen und ermutigen Sie sie, diese Wasser-und-Salz-Therapie auszuprobieren. Sie ist kostenlos und *hilft wirklich.*

Ich habe ein Wunder erlebt. Nie zuvor habe ich derart beeindruckende Ergebnisse erzielt. *Prednison*, Dosieraerosol, Vernebler – und was sonst noch – haben mir nie so viel Linderung verschafft wie Wasser und Salz.

Und dabei sollten Sie wissen, dass ich kein 0-8-15-Asthmatiker bin. Ich war in meinem Leben sicherlich mindestens hundertmal in der Notaufnahme und wurde wahrscheinlich dreißigmal stationär aufgenommen. Ich habe alles ausprobiert. Dies ist die erste „natürliche“ Therapie, die ich ausprobiert habe, und sie hat geholfen. Ich fühle mich so, als ob ich ein neues „Abonnement“ auf das Leben geschenkt bekommen hätte. Ich hoffe, Sie vermitteln meine Entdeckung auch Ihren Patienten.

Ich habe hierbei nichts zu gewinnen. Die Wasserkur ist kostenlos. Sie sollen nur möglichst allen, die zum Zuhören bereit sind, von diesem Wunder der „Wasser-und-Salz-Therapie“ erzählen. Ich leiste meinen Beitrag in der Hoffnung, dass es dadurch vielleicht *einen* Asthmatiker weniger in der Welt geben wird.

M.

* * *

Allergien – Gelenkschmerzen – Reizkolon – Angina pectoris

Vielen Dank, dass Sie Ihr großartiges Buch *Wasser – die gesunde Lösung* geschrieben haben. Ich habe Ihre Informationen wie ein Schwamm aufgesogen. Nach diesen Informationen habe ich mich mein ganzes Leben gesehnt, weil ich zahlreiche Probleme habe, etwa Allergien, dreifacher Bypass, Gelenkschmerzen, vollständiger Haarverlust, Mitralklappenersatz, Reizkolon ... Dies sind lauter Zeichen von Austrocknung.

Vor ein paar Jahren, im Alter von 56, starteten ein Freund und ich einen Wettkampf mit unseren Fahrrädern; es ging darum, wer mehr *abnehmen* könne. Ich habe den Wettkampf verloren, aber das Fahrradfahren hat uns beiden Spaß gemacht. Wir begannen mit 5 Kilometer langen Fahrten und nach ungefähr einem halben Jahr beschlossen wir, von San Antonio, Texas, nach El Paso zu fahren – also eine Strecke von ungefähr 950 Kilometern. Das schafften wir in sieben Tagen, mit einem Durchschnitt von 135 Kilometern am Tag.

Vier Jahre vor dieser Fahrt hatte ich einen Herzanfall, weshalb ich *Procardia* für das Herz bekam sowie einen Calciumkanalblocker und *Prednison* gegen Asthma, das ich deshalb bekommen hatte, weil ich vorher mit *Inderal* behandelt wurde. Ich bekam also diese giftigen chemischen Substanzen und wusste in meinem tiefsten Inneren, dass das falsch war.

1987 hatte ich wieder Schmerzen durch Angina pectoris und der Arzt machte noch eine Angioplastie. Ich fuhr weiter Fahrrad, hatte aber nicht mehr die Energie wie 1986. Im Jahre 1990 hatte ich wieder eine Episode von Angina pectoris, bekam wieder eine Angioplastie gemacht, *Procardia* wurde abgesetzt und stattdessen bekam ich *Cardizem*, einen anderen Calciumkanalblocker. 1991 hatte ich am Arbeitsplatz viel Stress, aber diesmal hieß es, es liege keine neue Blockierung vor. 1994 traten Ödeme auf und ich kam mit chronischer Herzinsuffizienz ins Krankenhaus, wo ich 9 Liter Wasser ließ. Als ich wieder aus dem Krankenhaus entlassen wurde, wog ich 80 Kilo. Der Arzt wollte einen Bypass machen, das lehnte ich ab.

1996 hatte ich wirklich starke Schmerzen durch Angina pectoris und starke Ödeme. Ich erklärte mich mit dem Bypass und dem Mitralklappenring einverstanden. Ich habe einen neuen Arzt. Der hat mir *Cozaar* gegen den Bluthochdruck verschrieben und *Lasix* 80 mg zweimal täglich sowie ein Kaliumsupplement, *CoQ10,* und ein Magnesiumsupplement. Er hat auch versucht mich dazu zu bewegen, *Lipitor* und *Zocor* gegen hohes Cholesterin zu nehmen. Das Letztere habe ich aber abgelehnt, weil ich gelesen habe, dass es die Wirkung von *Lipitor* aufhebt. Einmal fragte ich ihn, ob es sinnvoll sei, mehr Wasser zu trinken, aber er sagte nein. Ich bin jahrelang angelogen worden. Ich weiß, dass Supplemente den Organismus stärken sollen, aber ich habe ihnen nie eine Chance gegeben, da ich nicht genug Wasser getrunken habe. Ich habe nie mehr als 3 Gläser Wasser am Tag getrunken. Ich trank einige Gläser Wein und ein paar Dosen Bier (500 ml), weil ich den Geschmack mochte.

Ich habe immer Bier und Wein getrunken. Gerade in dieser Woche habe ich angefangen, mehr Wasser zu trinken. Ich stellte fest, dass mein Blutdruck von 150/90 auf 128/80 herunterging. Das ermutigte mich, weil ich wusste, dass das Wasser sich nicht in meinen Lungen und Fußgelenken ansammeln würde. Ich war erstaunt, dass meine Nieren anfingen, das Wasser ganz normal auszuscheiden. Besonders merkwürdig ist das deshalb, weil ich die ganze Woche kein *Lasix* oder *Cozaar* genommen habe. Das Wenigste, was ich sagen kann, ist, dass ich hingerissen bin. Ich bin gestern 3 Kilometer Fahrrad gefahren und heute habe ich angefangen auf dem Laufband zu arbeiten. Ich bin

30 Minuten gelaufen. Ich habe mir auch eine Kassette mit dem Titel *Perfect Health* von Dr. Paul Scheely angehört. Das ist eine großartige geistige Therapie für Leute, denen man gesagt hat, dass ihr Zustand unheilbar sei.

Ich bin überzeugt, dass der Körper sich – wie Sie sagen – mit der richtigen Ernährung und der richtigen Menge an Wasser sowie einer positiven Einstellung selbst heilen kann. Ich bin 71 Jahre jung und lerne jetzt Gitarre zu spielen. Ich sollte mich schämen, weil ich zwei Jahre lang Chiropraktik studiert habe, aber 1954 aufgegeben habe, weil Chiropraktik von den Krankenkassen nicht anerkannt wurde. Ich bin überzeugt, dass Sie das Richtige sagen. Gott segne Sie!

C. E. W.

* * *

Alkoholabhängigkeit – Schmerzen – Bluthochdruck – Verstopfung – Krokodillederhaut

Nach zwei Monaten „Wasserkur" veränderte sich mein Leben. Bei einem Unfall im Oktober 1954 erlitt ich einen Bruch an der Wirbelsäule, eine Schulterluxation, Knieluxationen, eine Trümmerfraktur am Fuß und einen Schädelbruch. Seitdem habe ich ständig unter starken Schmerzen und Beschwerden gelitten. Ich nahm *Lasix*, ein Diuretikum, gegen Beinödeme. Außerdem nahm ich *Atenolol* und *Lisinopril* gegen Bluthochdruck und sollte kein Salz verwenden. Den größten Teil meines Lebens habe ich viel Alkohol getrunken. Ich war so weit, dass ich ein bis zwei Sechserpackungen Bier pro Tag trank und manchmal auch einen ganzen Kasten. Ich betete um Hilfe, weil ich mit dem Trinken aufhören wollte.

Das erste Mal hörte ich im *Radio* von der „Wasserkur". Ich las die Literatur und fand sie einleuchtend. Also probierte ich die „Wasserkur" aus. An dem Tag, als ich anfing, täglich 4 Liter Wasser zu trinken und großzügig Salz zu verwenden, hörte ich mit dem Trinken von Alkohol auf. Seitdem hatte ich kein Bedürfnis nach Alkohol, selbst dann nicht, wenn ich mich in Gesellschaft von Leuten befinde, die Alkohol trinken.

Meine Schmerzen haben so weit nachgelassen, dass ich nicht mehr auf Behindertenparkplätzen parke. Ich nehme nun auch keinerlei Schmerzmittel mehr. Das Ödem in meinen Fußgelenken war innerhalb von zwei Tagen verschwunden. Innerhalb von zwei Wochen hatte ich wieder einen normalen Blutdruck und seitdem nehme ich keine Medikamente mehr. Vor der medikamentösen Behandlung war mein Blutdruck 166/126. Unter der Behandlung lag er bei 155/83. Jetzt habe ich 141/78. Darüber hinaus habe ich deutlich mehr Energie. Es ist unglaublich, wie sehr sich mein Leben in nur zwei Monaten zum Besseren gewandelt hat.

Ich habe meiner Tochter Kelly die „Wasserkur" empfohlen, weil sie an Verstopfung litt. Innerhalb von fünf Tagen ging es ihr wieder gut. Außerdem sieht die Haut ihres Gesichts viel besser aus. Sie hatte starke Flecken und die Hautstruktur war so schlimm, dass sie wie Krokodilleder aussah. Innerhalb von fünf Tagen war ihre Haut wieder fast normal. Sie fühlt sich, als ob sie eine Million Dollar gewonnen hätte. Sie können meinen Erfolg jederzeit Ihren Hörern und Lesern mitteilen.

M. K.

Stichwort- und Namensverzeichnis

A

B

C

D

M

N

O

P

R

S

T

U

V

W

Z

Über den Autor

Dr. Fereydoon Batmanghelidj (ausgesprochen: Batman-gee-lidsch) wurde 1931 im Iran geboren. Er absolvierte seine medizinische Ausbildung am *St. Mary's Hospital der London University.* Er kehrte später in den Iran zurück, um den Menschen in seinem Heimatland zu helfen. Als Mitglied einer prominenten Familie mit großem Ansehen in der Öffentlichkeit wurde er 1979 von der iranischen Revolutionsregierung inhaftiert. Als politischer Gefangener entdeckte er im Gefängnis die Heilkraft von Wasser. Eines Nachts musste er einen Mitgefangenen mit starken Magenschmerzen behandeln. Da er über keine Medikamente verfügte, gab er dem Mann, der sich vor Schmerzen krümmte, zwei Gläser Wasser zu trinken. Nach nur acht Minuten waren die Schmerzen verschwunden. Der Patient sollte weiterhin alle drei Stunden zwei Gläser Wasser trinken; während der restlichen vier Monate im Gefängnis hatte er keinerlei Schmerzen mehr.

Während der 31 Monate seiner Gefangenschaft behandelte der Autor über 3000 Patienten, die Magenschmerzen hatten, nur mit Wasser. Er widmete sich in dieser Zeit intensiven Forschungen zu den Wirkungen von Wasser und stellte fest, dass Wasser viele degenerative Krankheiten verhindern, lindern und heilen konnte. Obwohl ihm die vorzeitige Entlassung angeboten wurde, blieb er freiwillig weitere vier Monate im Gefängnis, um seine Forschungen zur Beziehung zwischen Dehydration, Stress und Krankheit zu beenden. Ein Bericht über seine Entdeckungen wurde aus dem Iran herausgeschmuggelt; dieser wurde sowohl als Leitartikel in der Juniausgabe 1983 des *Journal of Clinical Gastroenterology* veröffentlicht als auch vom wissenschaftlichen Ressort der *New York Times* zitiert.

Nach seiner Haftentlassung 1982 flüchtete der Autor aus dem Iran in die USA, wo er seine Forschungen zu der Aufgabe von Wasser im menschlichen Körper und zu den schädlichen Einflüssen des Wassermangels auf die Gesundheit fortsetzte. Er spielte eine wesentliche Rolle bei der Gründung der *Foundation for the Simple in Medicine* [wörtlich: Stiftung für das Einfache in der Medizin] im Jahre 1983. Im November 2004 starb er an genetisch bedingten Komplikationen einer Lungenentzündung.

Dr. Batmanghelidj widmete die letzten 20 Jahre seines Lebens dem Bemühen, seine Erkenntnisse einem breiteren Publikum zugänglich zu machen. Er war Gast in mehr als zweitausend Radiosendungen und in zahlreichen Fernsehprogrammen. Er hielt Vorträge in aller Welt und schrieb mehrere Bücher. Sein Buch *Your Body's Many Cries for Water* (deutsche Ausgabe: *Wasser – die gesunde Lösung. Ein Umlernbuch*, 1996 bei VAK erschienen) wurde in fünfzehn Sprachen übersetzt. Weitere *Bücher (alle bei VAK): Rückenschmerzen & Arthritis. Das Selbsthilfebuch*, 1998; *Wasser hilft. Allergie – Asthma – Lupus. Ein Erfahrungsbuch*, 2001; *Sie sind nicht krank, Sie sind durstig! Heilung von innen mit Wasser und Salz*, 2003. *Die Wasserkur bei Übergewicht, Depression und Krebs*, 2005.

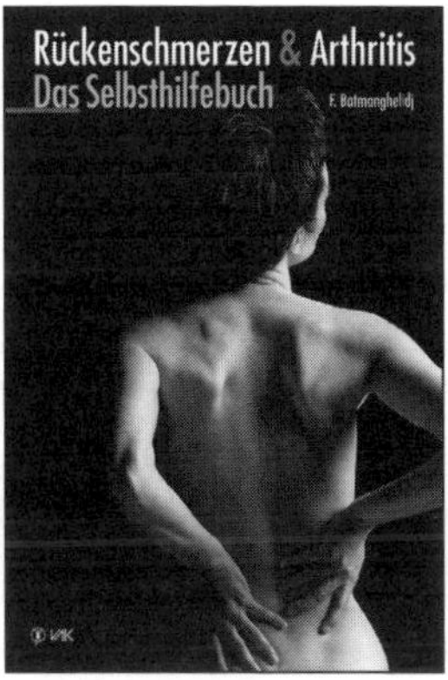

F. Batmanghelidj:

Rückenschmerzen und Arthritis

Das Selbsthilfebuch

Leseprobe: www.vakverlag.de

Der Autor setzt sich als Arzt für patientenzentrierte, einfache medizinische Lösungen ein. Er erklärt einen ausgeglichenen Wasserhaushalt im Körper als wesentlich für eine stabile und bewegliche Wirbelsäule. Sein Bewegungsübungsprogramm zur Rückführung verlagerter Bandscheiben sowie zur Stärkung der Muskulatur ist leicht verständlich und direkt zu Hause durchführbar. Das Buch ist eine lehrreiche Darstellung für alle Betroffenen, die eine Anregung zur Prävention und Pflege bei Rückenschmerzen, rheumatischem Gelenkschmerz und Arthritis suchen.
157 Seiten, 33 Abb., Paperback (15 x 21,5 cm)
ISBN 978-3-932098-23-9

F. Batmanghelidj:

Die Wasserkur

bei Übergewicht, Depression und Krebs

Leseprobe: www.vakverlag.de

Was haben Übergewicht, Depression und Krebs mit Wassermangel zu tun? Wenn wir zu wenig Wasser trinken, führt das schrittweise zu einer Änderung der Fettzusammensetzung im Körper. Dieser Prozess kann Auslöser für die Entwicklung vieler Gesundheitsprobleme sein …
Zur Normalisierung dieser krankhaften physiologischen Prozesse plädiert Dr. Batmanghelidj für die Wasserkur. Sie hat bereits vielen ernsthaft Erkrankten geholfen. Engagiert tritt der Autor für ein Umdenken in der Medizin ein.

208 Seiten, Paperback (13 x 20,5 cm)
ISBN 978-3-935767-59-0

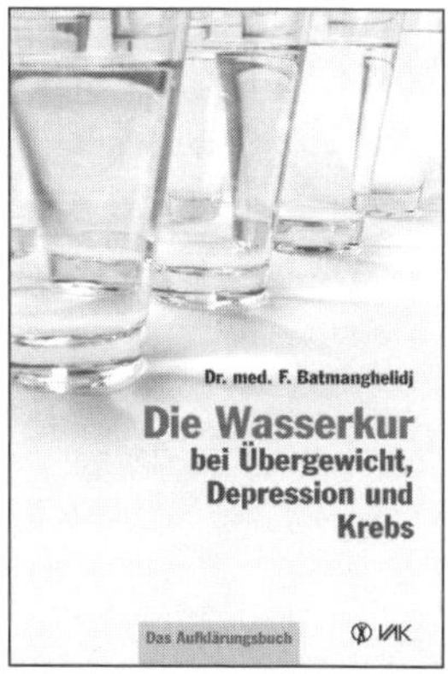

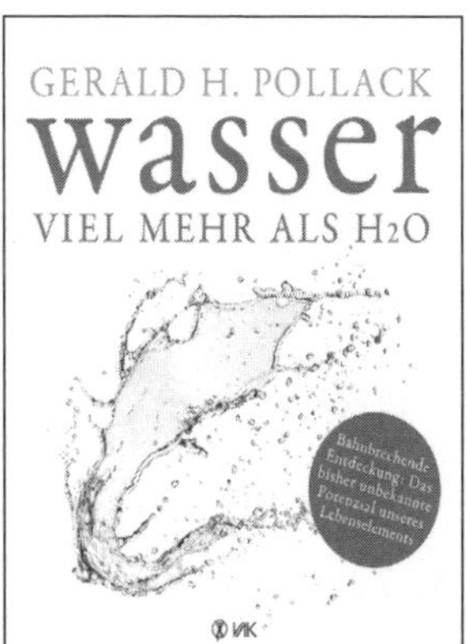

Dr. Gerald H. Pollack:

Wasser – viel mehr als H_2O

Das bisher unbekannte Potenzial unseres Lebenselements

Leseprobe: www.vakverlag.de

Dieses Sachbuch entschlüsselt bislang ungelöste Rätsel, die uns das Element Wasser aufgibt. Dr. Gerald Pollack hat zahlreiche Experimente mit Wasser durchgeführt. Sein Fazit: Es muss noch eine unentdeckte Qualität, eine bisher unbekannte Energie, einen anderen Aggregatzustand von Wasser geben als nur seine flüssige, seine gefrorene und seine dampfende Form! Mit diesem Buch nimmt er uns mit auf eine fantastische Entdeckungsreise durch die Welt des Wassers und zeigt uns ein verborgenes Universum voller physikalischer Aktivität.
368 Seiten, vierfarbig, Paperback (21 x 25 cm)
ISBN 978-3-86731-158-8

Bestellen Sie unsere kostenlosen Kataloge unter: www.vakverlag.de